新冠肺炎中医心理防治与健康智慧

主　编　汪卫东　王　健
副主编　张守春　洪　兰

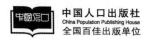

中国人口出版社
China Population Publishing House
全国百佳出版单位

图书在版编目（CIP）数据

新冠肺炎中医心理防治与健康智慧／汪卫东，王健
主编 . -- 北京：中国人口出版社，2021. 1
ISBN 978 - 7 - 5101 - 7429 - 2

Ⅰ.①新… Ⅱ.①汪… ②王… Ⅲ.①日冕形病毒 -
病毒病 - 肺炎 - 中医学 - 医学心理学 Ⅳ.①R229

中国版本图书馆 CIP 数据核字（2020）第 227414 号

新冠肺炎中医心理防治与健康智慧
XINGUANFEIYAN ZHONGYIXINLI FANGZHI YU JIANKANGZHIHUI

汪卫东 王 健 主编

责 任 编 辑	刘继娟	
美 术 编 辑	夏晓辉	
责 任 印 制	林 鑫 单爱军	
出 版 发 行	中国人口出版社	
印 刷	北京朝阳印刷厂有限责任公司	
开 本	710 毫米 ×1000 毫米 1/16	
印 张	7. 375	
字 数	110 千字	
版 次	2021 年 1 月第 1 版	
印 次	2021 年 1 月第 1 次印刷	
书 号	ISBN 978 - 7 - 5101 - 7429 - 2	
定 价	59. 80 元	

网 址	www. rkcbs. com. cn
电 子 信 箱	rkcbs@ 126. com
总编室电话	（010）83519392
发行部电话	（010）83510481
传 真	（010）83538190
地 址	北京市西城区广安门南街 80 号中加大厦
邮 政 编 码	100054

编委会

前　言

新型冠状病毒肺炎（以下简称新冠肺炎）作为一种由变异后的新型冠状病毒导致的急性呼吸道传染病，已纳入《中华人民共和国传染病防治法》规定的乙类传染病，按甲类传染病管理。

为了指导民众科学认识、理性应对此次疫情，提高防护意识，缓解焦虑等负性情绪，北京市中医心理研究所和北京广安中医心理研究院，联合组织"汪卫东名医传承工作站"中医心理高级研修班全体人员在国家卫生健康委和国家中医药管理局发布的《新型冠状病毒感染的肺炎诊疗方案（试行新七版)》和《新型冠状病毒感染的肺炎疫情紧急心理危机干预指导原则》内容基础上，组织编写了本书，用问答的形式对疫情期间公众的常见疑问进行了梳理，力求用最通俗易懂的语言解读专业防护知识和中医心理应对策略。

武汉封城期间，我们从来自武汉疫区热线咨询电话中，感受到了那些在苦难中煎熬的人们痛苦的声音和殷切期待；同时也感受到了全国人民的抗疫精神，他们给我们增添了某种力量，让我们瞬间摆脱了"水平不高"的枷锁，迅速投入战斗，夜以继日，在工作中积累，在积累中学习，在学习中思索，在思索中凝练，出版了这本《新冠肺炎的中医心理防治与健康智慧》。我们试图从原来咨询回答问题的具体视角走出来，站在历史和文化的平台上，站在中华传统文化、中医学和中医心理学的角度，来审视这次疫情，把疫病防治过程、问题咨询只作为一个切入点，除交代一些中医学与中医心理学的具体理论、方法、技术以外，希望读者能够从中医学和中医心理学对新冠肺炎的防治中，得到某种启示，从中华传统文化、中医学和中医心理学中学到某些智慧。尽管还没有多少人知道什么是"中医心理学"，但我们相信自己，相信中医心理学未来能给人类带来什么，我们在书中是这样描述的：国家应当大力发展中医药事业，首先将所有医院和医学院都建成中西医结合的体制，同时西医医院设立或扩大中医科室，西医院校加大中医课程，所有的临床心理学课程中都必须加入中医心理学内容，然后在此基础上确立中医药在中西医结合中的主导地位，同时也奠定中医心理学在我国乃至国际临床心理学上的地位。由于我国近代史上的种种原因，中医药学、中医心理学等优秀传统文化遭到边缘化。我国的医疗体系以现代医学占据绝对主导地位，临床心理学也如西医一样，几乎都是舶来品！中医药和中医心理学并没有发挥更大作用。中医心理学，虽然目前还是中医药学中发展严重不足的一个小学科（其实应该是一个庞大的学科体系），但中医心理学却是中华传统文化、中医学在精神心理健康领域的健康使者和神圣担当者。如果说几千年的中医药学体系中，包含着个体"形神合一"的宝贵心理学思想，而中华传统文化中"修身、齐家、治国、平天下"恰恰是中医心理学五助宗旨（助己、助家、助人、助民、助世）的思想来源，实际上中医心理学已经成为从个体自身、家庭内部、个体与家庭内外、个体与社会的关系再到"人类命运共同体"这些不可割裂关系中的"钢筋"与"链条"。中医心理学思想已经在中医药学生命体系中成为构建人类伟大精神家园这一神圣使命的承担者之一。尽管工作很难，但我们的方向是对的，我们会坚定地走下去。

参与写作者全部来自"汪卫东名医传承工作站"中医心理高级研修班成员，他们原来就是医务工作者、心理咨询师、中医心理师或者心理相关工作者，具有丰富的实战经验，部分人员还在疫区一线战斗过，体会真切，为我们提供了直接的知识源泉，也是本书可读可信的基本保证之一。特别是参加编写组的学员、研究生，日日夜夜，辛苦执笔，功不可没。

这项工作是"汪卫东名医传承工作站"中医心理高级研修班全体成员在学习和实践中医心理学过程中对社会的一次小小馈赠，是对提升师生自身素质和知识水平的一次考验，也是对教学和学习成果的一次自我检验，更是体现积极参与抗疫过程的一次锻炼和精神世界的一次洗礼。无论水平如何，我们问心无愧！

大疫当前，行动比口号更重要。从收集资料到思考问题，到文字编辑，由于时间短促，必有诸多不足之处，请阅读者批评指正，以助我们提高！

我要感谢北京市中医心理研究所和北京广安中医心理研究院的全体

同人，感谢参与写作的"汪卫东名医传承工作站"中医心理高级研修班全体成员，特别要感谢来自武汉、湖北疫区的抗疫人员以及带着恐慌和焦虑向我们咨询的人们对我们的信任，促成我们在这样仓促的时间里完成全部编写工作。

最后祝疫情和艰难的抗疫工作早日结束！祝全体医务人员平安回到原来的工作岗位！祝生活在我们这个国度的每一个人都能够平安幸福！

汪卫东

2020 年 2 月 23 日子时

目　　录

第一章　中医心理防疫治病与健康促进的智慧源泉

中医学是具有传统性、包容性、发展性、科学性和普适性的学科，是理论与实践相结合的一种实用性科学，这不仅体现在中医对疾病的认识和治疗上，还体现在整个预防、保健、康复的整体养生体系中。"天人合一"，构建"大同"社会，中华传统文化把人的自然属性和社会属性融为一体，构建了护佑中华民族的医学理论体系。反过来，在社会发展过程中，中医学也犹如我们身体遗传基因一样复制、引导、发展、丰富着来自母体的中华传统文化。

中医心理学是以中国传统文化为背景，以中医理论为指导，充分汲取现代临床心理学与精神病学的知识与研究方法，研究人类的心理现象与规律，并用以指导临床实践的一门学科。中医心理学既是一个交叉学科，也是一个边缘学科；既包含着用中医学的理论思维去研究心理现象和规律，也包含着用现代心理学分析思维研究中医学的理论、方法和技术或者在这个基础上创新一些新的理论、方法与技术来研究心理现象和规律。中医学是中国传统文化的临床结晶，中医心理学就是中国传统文化的临床心理学结晶。中医心理学必须在汲取中国传统文化思想精华的基础上，遵循中医理论体系，具有中医特色，从而构建具有中国特色的临床心理学体系。

"天行健，君子以自强不息。"天体以它的规律运行着，所谓"健"，即健康、健壮、健全、正常态，作为君子，知道了规律，物格而后知至，知至而后意诚，意诚而后心正，心正而后身修，身修而后家齐，家齐而后国治，国治而后天下平。人类具有自然和社会双重属性，个体成长过程是"修身、齐家、治国、平天下"的过程，也是适应自然和社会的过程。"古之欲明明德于天下者，先治其国；欲治其国者，先齐其家；欲齐其家者，先修其身；欲修其身者，先正其心；欲正其心者，先诚其意；

欲诚其意者，先致其知，致知在格物。"（《礼记·大学》）正心、诚意、格物、致知，我们在承担责任时要付出和接受很多可能不是我们所想到的和所需要的，所以要"动心忍性，曾益其所不能"，提升我们生存和成长的能力，磨炼我们的意志。

在当前疫情之下和未来健康促进之中，如何汲取中国传统文化、中医学和中医心理学思想智慧，从个体"正心、诚意、格物、致知"开始，以实现"修身、齐家、治国、平天下"的社会健康促进的战略任务，再一次提到世人面前。

第一节　中医心理防疫治病和健康促进的中医学智慧

中医整体观念，包含着三个方面的含义：即人体与自然、社会是一个不可分割的整体；人体自身的五脏六腑和四肢百骸是一个不可分割的整体；人的身心是一个不可分割的整体。

一、"三才整体"是中医心理防疫和健康促进的指导思想

"整体观念"是中医学的核心理论之一，当然也是中医心理学的核心理论。王克勤教授从《易传·系辞下》"有天道焉，有人道焉，有地道焉，兼三才而两之"的思想出发，将"三才整体论"归结为中医心理学的核心理论之一。人类生活在天地之间，除受天地之道影响外还受"人道"的影响，将人的生存环境概括为天、地、人"三才"。明确了天地自然环境和社会因素皆为人的生存环境，将天、地、人"三才"整合，就是中医学的"医道"，自然也是中医心理学治"心"之道，也是中医心理学健康促进之道，还是中医心理学防疫之道。

"天食人以五气，地食人以五味。"（《素问·六节脏象论》）天人合一、万物一体，人—自然—社会是一个有机整体，人体内外环境的整体和谐统一，即所谓"天人合一"观。人体是一个有机整体，既强调人体内部环境的统一性，又注重人与环境（包括人类赖以存在的自然和社会环境）的统一性。具体体现在以下几个方面。

（一）顺应四时

"人能应四时者，天地为之父母。"（《素问·宝命全形论》）一年四

时气候呈现出春温、夏热、秋燥、冬寒的节律性变化，人体也就相应地发生了适应性的变化，如"春弦夏洪，秋毛冬石，四季和缓，是谓平脉"（《四言举要》）。"春夏养阳，秋冬养阴，以从其根"（《素问·四气调神大论》），即要求在不同的季节养生保健要有所侧重，春夏需要特别固护阳气，这是抵抗病邪的基础。如果不顺从四时规律，"逆其根则伐其木，坏其真矣。故阴阳四时者，万物之终始也，死生之本也，逆之则灾害生，从之则苛疾不起，是谓得道"。王孟英在继承顺应自然思想基础上提出了具体要求，"冬夏衣被过暖，皆能致病，而夏月为尤甚……亦勿过于贪凉，迎风沐浴，夜深露坐，雨至开窗，皆自弃其险而招霍乱之来也，不可不戒"。有些季节性的多发病或时令性的流行病有着明显的季节倾向，如《素问·金匮真言论》有"春善病鼽衄，仲夏善病胸胁，长夏善病洞泄寒中，秋善病风疟，冬善病痹厥"之说。

中医专家认为，新型冠状病毒肺炎（以下简称新冠肺炎）当属"寒湿（瘟）疫"，是感受寒湿疫毒而发病。本次疫情发于冬季，而且主要是从冬至（2019 年 12 月 22 日）开始，经历了小寒（2020 年 1 月 6 日）、大寒（2020 年 1 月 20 日）节气，这个时间段是一个高发期。按照"冬九九"来看，发病正值"一九"前后（2019 年 12 月 22 日—2019 年 12 月30 日）。病因为"寒邪"无疑。对于"湿"，武汉的湿气本来就挺大，今年尤甚。2020 年 1 月到 2 月，阴雨绵绵天气持续，湿气非常重。"非其时而有其气"，该特别冷的时候反倒不冷，该下雪的时候反而下雨，就容易出现瘟疫。"疫"本身是指一种传染性极强的病。"寒湿（瘟）疫"，之所以加"瘟"字，是为了更加准确地反映病名。因为武汉去年是个暖冬，这个"瘟"字反映了当寒反暖的意思，它是在一种特殊的地理环境和气候、物候下形成的。顺应四时，特别要注意这种当寒反暖的特殊气候。

（二）适应环境

1. 选择环境

中医学认为，自然环境的优劣，直接影响人的寿命的长短。《素问·五常政大论》指出："一州之气，生化寿夭不同……高者其气寿，下者其气夭……"意为居住在空气清新、气候寒冷的高山地区的人多长寿；居住在空气污浊、气候炎热的低洼地区的人常短命。唐·孙思邈《千金翼方》中也提到："山林深远，固是佳境……背山临水，气候高爽，土地良沃，泉水清美……地势好，亦居者安。"说明我国人民对于理想的养生环境的选择是有独到认识的：洁净而充足的水源，新鲜的空气，充沛的阳光，良好的植被以及幽静秀丽的景观等。这个适宜的自然环境，不仅应满足人类基本的物质生活需求，还要适应人类特殊的心理需求，甚至要与不同的民族、风俗相协调。生长有南北，地势有高低，体质有阴阳，奉养有膏粱藜藿之殊，更加天时有寒暖之别，"一州之气，生化寿夭不同"，受病亦有深浅之异。由于种种原因，人类赖以生存的地球，自然生态环境严重失调并日趋恶化成为国际现实。

专家共识认为，新型冠状病毒来自野生动物，其传播途径为飞沫、接触等方式，不排除粪口传播。也就是说，此病毒能与野生动物和谐共处，而进入人体就会攻击免疫系统，甚者可能致器官衰竭而死亡。人类需要敬畏自然，保护环境和野生动物，遵循自然规律和大自然通过进化而来的和谐生态系统。如果人类恣意妄为去破坏，会导致某些生物的减少甚至灭绝，即导致生态平衡被打破，直接影响到人类社会。所以破坏生态平衡，就是危害人类自身，所谓"览其举措，迹其规矩，招祸取咎，无不自己也"。

2. 改造环境

自古以来，我国人民就十分重视选择住宅环境，认为适宜的住宅环境不仅能为人类的生存提供基本条件，还能有效地利用自然界中对人体有益的各种因素，使体魄强健、精神愉快。《太平御览》专列"居处"一章，《遵生八笺》也有"居室安处"条目。但中华民族近四十年来，正面临着一个现代社会转型过程，居住环境发生了巨大改变。如同社会发展给我们中华民族带来全新改变一样，人口迁移并集中于城市，城镇化建设加速，交通异常发达，人类的情感交流与人际交往更为密集，生活方式发生了巨大改变，这些变化在给人类生活、经济生活带来巨大便利的同时，也为传染病的流行与传播提供了有利条件，为这些疾病的预防带来了巨大困难，因此，2020年，新冠疫情给世界经济发展带来了巨大阴影。如何根据人类新的生活方式，设计、改造和适应我们全新的居住环境，是一个重大问题，值得人们进一步做深层思索。改造的目的要适合社会发展，但发展过程又必然带来打破人类原来的环境、适应新环境等问题。

（三）适应社会

我们中华民族正处在一个全新的历史时代。改革开放以后，我国社会经济发展速度太快，人口迁移并集中于城市，城镇化建设加速，人员大幅度流动形成常态。交通运输工具和通信联络手段发达，个人、群体、组织、区域、国家日趋开放。科学技术突飞猛进，生产效率全面提高，东西方文化碰撞与冲突，我们正处在一个现代社会形成的过程当中。在这样的大背景下，新冠肺炎疫情的发生，包括十七年前的 SARS 疫情，再一次警告我们，现在的城市生活环境，由于人口密度过大，交通特别发达，一旦疫情发生，防控难度与代价巨大。这是我们的国家和民族在过去任何一个时代都不具备的特征，也是人类面临的共同难题。人类、国家、民族、家庭、个体，如何站在历史和社会发展的高度看待一个全新的社会，应该引起我们思索。

中华民族的历史乃至人类史其实就是一个和疾病尤其是传染病做斗争的历史，我们中华民族这几千年在医学上积累了丰富的防疫抗疫经验。早期的张仲景的《伤寒杂病论》，后期的叶天士、吴鞠通的"温病学派"，吴又可的《瘟疫论》等都记载了中医抗疫的理论、方法和技术。新中国成立后，几乎每一次疫情过程都有中医药的参与，既有可喜的成就，也有丰富的经验，这些正是我们现在战胜疫情、开展健康促进的人类共同智慧。

二、"辨证论治"是中医心理防疫与健康促进的临床指针

"辨证论治"，是中医学的理论与临床特色之一。辨证即是认证识证的过程。证是对机体在疾病发展过程中某一阶段病理反映的概括，包括病变的部位、原因、性质以及邪正关系，反映这一阶段病理变化的本质。因而，证比症状更全面、更深刻、更正确地揭示疾病的本质。所谓辨证，就是根据四诊所收集的资料，通过分析、综合，辨清疾病的病因、性质、部位，以及邪正之间的关系，概括、判断为某种性质的证。

论治又称施治，是根据辨证的结果，确定相应的治疗方法。辨证和论治是诊治疾病过程中相互联系、不可分离的两部分。辨证是决定治疗的前提和依据，论治是治疗的手段和方法。通过论治的效果可以检验辨证的正确与否。辨证论治是认识疾病和解决疾病的过程，是理论与实践相结合的体现，是理法方药在临床上的具体运用，是指导中医临床工作的基本原则。

中医临床认识和治疗疾病，既辨病又辨证，但主要不是着眼于"病"

的异同，而是将重点放在"证"的区别上，通过辨证来进一步认识疾病。例如，感冒是一种疾病，临床可见恶寒、发热、头身疼痛等症状，但由于引发疾病的原因和机体反应有所不同，又表现为风寒感冒、风热感冒、暑湿感冒等不同证型。只有辨清了感冒属于何种证型，才能正确选择不同的治疗原则，分别采用辛温解表、辛凉解表或清暑祛湿解表等治疗方法给予适当的治疗。辨证与那种头痛给予止痛药、发热给予退热药、仅针对某一症状采取具体对策的对症治疗完全不同，也根本不同于用同样的方药治疗所有患同一疾病的患者的单纯辨病治疗。

中医认为，同一疾病在不同的发展阶段，可以出现不同的证型；而不同的疾病在其发展过程中又可能出现同样的证型。因此，在治疗疾病时就可以分别采取"同病异治"或"异病同治"的原则。

"同病异治"即对同一疾病不同阶段出现的不同证型，采用不同的治法。例如，中医在新冠肺炎治疗中，虽然同属"轻症"，但根据临床表现不同，分为"寒湿郁肺"和"湿热蕴肺"两个证型，推荐处方不同。

"异病同治"是指不同的疾病在发展过程中出现性质相同的证型，因而可以采用同样的治疗方法。比如，心律失常与闭经是两种完全不同的疾病，但均可出现血瘀的证型，治疗都可用血府逐瘀汤进行活血化瘀。这种针对疾病发展过程中不同质的矛盾用不同的方法去解决的原则，正是辨证论治实质的体现。

已有的中医临床常用的辨证方法有八纲辨证、气血津液辨证、脏腑辨证、六经辨证、卫气营血辨证、三焦辨证、经络辨证等。但根据中医"形神一体化"的观点，选用其中任何一个辨证方法，都是一个"形神一体化"的辨证过程，都包含着心理辨证过程，但遗憾的是，到目前为止，我们的中医医学院校教育中，并没有考虑这个因素，没有学习中医心理学基本知识，因而导致中医医学院校学生把这个辨证过程仅仅理解为是一个身体与生理"辨证"调节过程，把中医辨证论治过程仅仅理解为与西医治疗身体与生理一样的过程，显然是不合理的。从中医"形神一体化"角度看，在运用上述辨证方法进行中医中药和针灸等论治过程中，即使运用了一些调节神志和情志的中药也不完全是合理的，还应该加上中医心理治疗。否则都没有完整体现真正的中医"形神一体化"论治过程。中医教学过程中如果不能意识到这一点，是非常遗憾的，也是不成功的教学过程。

不仅如此，包含心理辨治在内的中医辨证论治所体现的辩证思维应该渗透到中医防疫治疗与健康促进等方面。

（一）疫情辩证预防

1. 不可不防，又不可防之太过

适当地佩戴口罩，适度地消毒，适时地洗手等与疫情相关的预防具体事项，关键是要把握好预防的这个"度"。

以戴口罩为例，疫情期间人们在人多的时候及他人咳嗽、呕吐、打喷嚏或与人交流的时候，戴口罩是非常必要的。但在独处时、在家庭里、在与自己长期相处的健康人一起时、在人少的公园里、在空间比较大的环境中、在没有与陌生人交流的情况下，戴口罩都是多余的，都是预防太过的表现。

以消毒为例，在新冠肺炎疫情期间，必须保持家庭、环境的清洁，才能维护人体的健康，才能降低传染的可能性。但是，过度消毒，试图对环境、对家庭都采取各种消毒方式进行消毒，大可不必。北京市疾病预防控制中心提醒大家，过度消毒也会带来一些危害。

①没有出现病人及隐性感染者的场所，通常以清洁卫生为主，预防性消毒为辅；新冠病毒在环境空气、各类表面存在的概率很低，当出现病人及隐性感染者时，或者因人群密集性活动风险增加时，才需要消毒。

②不需要对室外空气进行消毒。

③对于很少用手触及的室外场所及物品，如地面、绿植、墙面等，没有明确受到呕吐物、分泌物、排泄物污染，不需要消毒。

④社区、单位不需要对进入社区内、单位内的人员、汽车、自行车等进行人体、车体消毒。

⑤社区、单位不需要对进出人员的鞋底进行消毒。

⑥居民家庭、办公场所等室内下水管道不必经常消毒。

⑦在加湿器中加入含氯消毒剂，加湿同时对室内空气进行消毒的方式，会对室内的人员造成伤害。

⑧消毒剂对金属腐蚀性很强，对皮肤黏膜也有刺激。残留消毒剂对环境造成污染，长期使用消毒剂对健康有影响，对物品有损毁，要科学、适度消毒。

消毒过程，只是在某些必要的场所进行。而大多数情况下，我们人类还是要学会与细菌和病毒共存。人类必须学会跟这些微生物细菌和病毒共同生存，适应这些病毒的不断变异过程。

2. 正气与戾气

中医认为："正气存内，邪不可干。"邪及所谓的戾气，《温热暑疫全书》曰："一方传遍，即为疫疠。"《诸病源候论》明确指出："人感乖戾之气而生病，则病气转相染易，乃至灭门延及外人。"正气与戾气的关系是此消彼长的。中医药在疫情中主要是发挥扶助人体正气，抵抗外来戾气的作用。张伯礼院士曾说到中医的扶正在于双向调节，免疫力低下时让免疫力提高，免疫功能亢进时，把它压下来，通过调节达到一个平衡，达到"阴平阳秘精神乃治"的状态。二者的这种关系可以解释为什么在疫情中会存在某些人的病毒核酸检查阳性，并且传染给身边人，但自己却始终没有发病的现象。

3. 相对隔离与绝对隔离

现在新冠病毒最重要的预防方法就是隔离，一般情况下，人感染之后，为了不传染给他人，需要感染者与健康人隔离开，这是绝对隔离，比如，SARS时的小汤山医院，这次新冠肺炎的火神山与雷神山方舱医院。第一时间大力推广的戴口罩以及人们居家减少外出，把人们的呼吸道与病毒隔离开，都是相对隔离，是为了避免潜在感染的隐患而隔离。但是这种隔离也是相对的，由于病毒传染途径主要是飞沫传染和近距离传染，所以，采取绝对隔离，如不让出门，采取各种不恰当的隔离措施，如有些地方封村、封路、封社区，甚至采取其他不恰当的措施等，实际上就是隔离太过。

4. 洁净与污染

新冠肺炎疫情期间，大家都讲究卫生，注重消毒，力求洁净。但需要注意的是，我们追求的洁净应是相对洁净，人体本身就充满了细菌等微生物，如果追求绝对的洁净，岂不是连人本身都要被消灭了？污染虽然需要避免，但近乎强迫的保持洁净也是不可取的，有些人甚至出现了强迫清洗的行为，当这种行为给正常的生活带来困扰的时候，那不就得不偿失了吗？

（二）疫病辨证治疗

根据《新型冠状病毒肺炎诊疗方案（试行第七版）》，轻型新冠肺炎患者可分为寒湿郁肺证和湿热蕴肺证两类；普通型分为湿毒郁肺证和寒湿阻肺证两类；重型分为疫毒闭肺证和气营两燔证两类；危重型则以内闭外脱为主要证型；恢复期以肺脾气虚证、气阴两虚证多见。根据不同的证型，推荐使用不同的方剂。另外，根据不同的地区的新冠肺炎患者，可能根据不同的地区、不同的体质、不同的症状与体征进行辨证论治，体现中医学"同病异治""异病同治"的思想。

（三）辩证养生

1. 人与自然环境的辩证关系

中医认为，人体自身具有统一性、完整性以及与自然环境的联系性。人类可以在某种程度上改造环境，环境也制约着人类的生活。人与自然是"天人合一"的关系，健康养生要遵循自然规律，即"道法自然"。世界是一个和谐、发展的有机整体，养生应注重不同系统功能间的协调发展，人是自然界的一部分，与自然界有着密切的联系，一方面，人必须认识自然、顺应自然、适应自然，另一方面，人类又可以在某种程度上改造自然，改造环境，为人类的生存提供更好的环境。同时根据个体的阴阳盛衰、长幼、性别、年龄、地域等具体情况进行调摄，才能健康长寿，做到"知常达变"。

2. 人与四时的辩证关系

《素问·宝命全形论》曰："人以天地之气生，四时之法成。"《灵枢·本神》曰："智者之养生也，必顺四时而适寒暑……"人处于天地之间，必须顺应自然时节的变化。时令的改变，养生的方法也应随之改变。比如：春三月为发陈之季，应"天地俱生，万物以荣，夜卧早起，广步于庭，被发缓形"；夏三月为蕃秀之际，应"天地气交，万物华实，夜卧早起"；秋三月为容平之际，应"天气以急，地气以明，早卧早起，与鸡俱兴"；冬三月为闭藏之际，应"水冰地坼，无扰乎阳，早卧晚起，必待日光"。春夏天气温热，气血活动趋向于表，阳气流行于体外；秋冬气候寒凉，气血活动趋向于里，阳气收藏。因此，春夏季节应多活动，少休息，使汗液外泄；秋冬季节应多休息，少活动，不使汗液外泄。这些讲到了适应四时，但同时，人又可以从另一个角度锻炼自己，不是被动适应，而是主动适应。比如"春捂秋冻"，要求人们在春天来临之际，不宜过早减少衣服，而是要多穿衣服坚持一段时间，让人体有一个耐热的过程，从而提高人体对热的适应能力；到秋天时，天气逐渐变冷，但人体要有一个适应的过程，不是迅速增加衣服，而是要求一段时间原有的衣服不变，让人体有一个逐步适应抗寒的能力。

在我们的生活中，有的人之所以形成"怕冷""怕热"的所谓"畏寒"和"怕热"的所谓"体质"，其中相当一部分人就是没有遵循这个原理，平时没有提升自己适应寒热的能力，刚到天冷，迅速加衣，让自己的皮肤和"心理"缺少了适应寒凉刺激过程的能力，这样的"养生"就很容易形成"畏寒"体质，只要一遇寒，就容易罹患感冒，这样的情况用药物辨证效果也并不好；同理，"怕热"体质形成也有着同样机理，气温稍微增加，便迅速减衣贪凉，让自己的皮肤和"心理"未能适应"热"的过程，因此，只要一遇热，也容易形成"热伤风""热感冒"。

3. 人与社会的辩证关系

预防养生围绕调整阴阳来进行，维持阴阳平衡协调为目的。万物皆可化阴阳，除了我们自身机体外，人还是具有社会性的生物，我们需要学会辩证处理人在社会交往中的关系，如个体、家庭与社会三者之间的关系，就是一种辩证关系。个体是一个具有"自我"的个体，个体与家庭之间，既要保持每个个体的做人风格，又要保证家庭成员之间的关系和谐。否则，即使在同一个家庭的成员之间，如果个体只强调个体，忽略了其他家庭成员的个体需求，就会造成家庭矛盾；同时家庭成员之间，也要尊重个体的某些合理需求，否则个体就会过度满足家庭其他成员的需求，而压抑个体个性的正常成长。家庭与社会之间同出一理。家庭是社会的细胞，家庭生活必须满足社会生活的需要，不能只管自己一个家庭，还要照顾好邻里关系，互相照应，才能构成一个和谐的社会氛围。个体—家庭—社会，互相之间如同一个等边三角形关系，互相关联，又互相影响，达到一个相对平衡的状态，才能构造一个和谐社会。中医心理学研究发展了中医学辩证论治理论和方法，在原有基础上，提出了与人的精神与心理异常相关的心理辨证方法。如五态人格、九种体质是根据人的性格和体质特点提出的新的辨证理论与方法。而中国中医科学院广安门医院汪卫东教授在中医学整体论指导下形成了"系统发展心理学"思想。根据几十年的临床研究，用现代临床心理学研究方法，研究临床人格类型、人格发展要素与发展过程之间的关系，提出一系列创新的"人格辨证方法"，如状态人格辨证、过程人格辨证、状态人格与过程人格辨证的思路与方法，并且进行了大量规范化研究，有效地指导中医心理临床治疗与康复过程。

人与社会的关系还体现在个体自由与社会管理之间的关系方面。在大型传染病流行情况下，所谓"个体自由"整体上必须服从社会管理，个体自由只能是相对的自由，不能绝对自由，比如不能完全按照个人意志进行聚会，不能过多交流，要相对封闭，要按照预防传染病的基本规律限制个体的自由比如人多的地方要戴口罩，必须服从各种有利于公共卫生的社会管理要求；另外，社会管理方面，也必须用理性的方法，尽量考虑个体自由问题，所有管理不能千篇一律，也要兼顾着个体的某些特殊情况，要进行更加人性化的社会管理。比如今年的疫情状态下，某些西方国家，过度强调个体自由导致新冠肺炎感染率和死亡大幅上升，酿成人类悲剧；当然在某些地方，由于社会管理过程中，某些执行人员机械地执行某些规定，也造成了大家的不便，甚至带来了一些问题，也是需要引起重视的。

三、"形神合一"是中医心理防疫和健康促进的生命准则

"形神合一"论即中医心理学的形神一体观，是中医心理学的生命整体观，也是中医心理防疫和健康促进的生命准则。形神一体观体现了人体结构与功能的统一，体现了人体生物属性与社会属性的和谐，形是生命现象的载体，也即形体，神又分为广义的神和狭义的神，人的健康是形体健康、功能健康和心理健康的和谐统一。

在疫情的情况下，未感染者响应政府号召，居家隔离，积极锻炼，按时作息，使宅在家中之日静心养神，可以抵御外邪；而不是碌碌倦疲，以致神情晦暗。疫情中，大众不同程度地出现了许多身心症状，包括痛苦、伤心、焦虑、恐慌、压抑、失眠、无法专心等情绪、认知、行为及生理的反应，影响正常生活，甚至由此产生长期的负面影响。漫天的信息甚至有些谣言会加剧社会大众的恐慌心理，谣言和恐慌比病毒更可怕，信心和决心对战胜疫情至关重要。疫情之下，应该尽力减少恐慌、远离孤单、增加安全感、增强确定感、强化社会支持、增加社会链接感、尽快恢复正常生活、着眼于未来的发展。

四、"心主神明"是中医心理防疫和健康促进的精神统领

中医心理学特别强调人的精神对心理健康包括心身健康的统领作用。"心者，君主之官。神明出焉"（《素问·灵兰秘典论》），"心者，五脏六

腑之大主也，精神之所舍也"（《灵枢·邪客》）。"神"的表达形式有"神气""神明""精神""神机"等，"神"是人的生命活动现象的总称，它包括精神意识、知觉、运动等在内，以精血为物质基础，是血气阴阳对立的两个方面共同作用的产物，并由心所主宰。心为五脏六腑之"大主"，"故主明则下安，以此养生则寿，殁世不殆，以为天下则大昌"（《素问·灵兰秘典》），如阴阳偏盛则为病，阴阳离决则死亡。

中医"五脏神"理论强调了五脏与五种情志的协调关系。神与五脏息息相关，五脏藏精而化生神。神、魂、魄、意、志都是属于人的精神活动范畴，但它们分别有赖于五脏所藏的物质基础，即血、气、脉、营、精，"神"是在全部生理活动的基础上产生出来的最高机能，即脏器间的整体协同作用，是产生精神活动的先决条件，如果各脏器不能协调和谐，则不可能有正常的神志活动。

临床有案例说明，同样都被疫病感染，但有人自然痊愈，有人可能为轻症，有人则为重症或危重症，还有人则经抢救无效而殁，除了感受戾气轻重（病毒量）不同以外，另一个重要方面则取决于自身体质与心理素质。这个方面还有待于进行更深入研究。

第二节 "正气存内"是中医心理防疫和健康促进的主体目标

基于以上"三才整体观"和"形神一体"的生命整体观，《黄帝内经》最早提出了"治未病"的先进理念。其中的"圣人不治已病治未病，不治已乱治未乱，此之谓也。夫病已成而后药之，乱已成而后治之，譬犹渴而穿井，斗而铸锥，不亦晚乎？"（《素问·四季调神大论》）"正气内存，邪不可干，邪之所凑，其气必虚"都阐述了疫情防控、健康促进的"治未病"思想。

所谓"正气"，则包含了体质类型、体质状态、功能健全、人格完善、心理正常和免疫力正常。"恬惔虚无，真气从之，精神内守，病安从来。"（《素问·上古天真论》）在疫情下有环境适应能力，能对疫情理性评估、应对封城和各小区的特殊管制，做到"恬静虚无""精神内守"，虽有喜怒忧思悲恐惊，不出现七情过极。身心阴阳平衡，人与社会适应，就难以感受外邪，感染疫病。

新冠肺炎，中医学称为"疫疠"。疫情的发生与形成是"疠气""物候"和"体质"三大因素叠加的结果，"物候"与"体质"的恰合是疫情发生的条件，而"疠气""物候"人为不可以改变，"物候"只能静待大自然本身内在演变。疫情，指的是"疠气"在"物候"与"体质"恰合条件下引发的群体性、传染性疾病。人的体质分为体质类型与体质状态，体质类型决定了新冠病毒的易感性。新冠肺炎主要见于痰湿体质，痰湿有寒湿与湿热之分，临床应以寒热夹杂多见。痰湿体质的筛选，可以根据中医指导自我筛选，也可以中医临床筛选。对于出现不同的临床症状者应"审证求因，辨证施治"。非痰湿体质群体，则应保持必要的戒备状态。

在防疫抗疫过程中，中医学与西医学认识不同。中医学虽有"戾气"和"虚邪贼风"的外源学说，但中医学更加重视人体"正气"。强调只要体内的抵抗能力强，外邪就无法侵入，人体就不至于生病。"正气存内"不仅是指生理上的正气要充足，更强调人格完善和心理调节、适应能力增强。"夫百病之始生也，皆生于风雨寒暑，阴阳喜怒，饮食居处，大惊卒恐。则血气分离，阴阳破败，经络厥绝，脉道不通，阴阳相逆，卫气稽留，经脉虚空，血气不次，乃失其常。"（《灵枢·口问》）刘奎在《松峰说疫·卷一·述古》中提到"如家中传染者，缘家有病患，旦夕忧患，饮食少进则气馁，感其病气，从口鼻入"，可见疾病的发生不仅与外邪有关，与情志的失调也有很大关系，所以中医学认为预防疫病需要情志调节。

熊立品提出疠气袭人，避之法为"内则养定精神，外则加谨防范""若其人元气壮盛，精神强健，则正气充实，病气尸气无从侵入"。人的生理与心理相互滋生、相互依存，心态平和可以促进生理平和，使气血均衡分布，经络疏通，血达全身，从而养精保神；对疫病产生恐惧之心，必导致气机逆乱，气郁化热，产生毒热之邪，从而更容易招致疫病。根据现代防疫原理，中医"正气"除体质良好、体魄强健、人格完善、心理平衡等方面，还应该包括对疫情下的环境适应能力、对各种特殊管制的心理应对能力以及对"理性评估疫情，正确对待疫病"这些相关知识的掌握。

第三节 "避其戾气"是中医心理
防疫与健康促进的重要方式

戾气，中医学又名疫疠之气、毒气、异气、乖戾之气、杂气。和正气相反，和邪气相对应，指具有强烈传染性的病邪，是瘟疫病和某些外科感染的病因。戾气有多种，某一特异的戾气可引起相应的疾患。通过空气传染或直接接触传染，既可散发，又可成流行之疫。《诸病源候论》卷十："人感怪戾之气而生病，则病气转相染易，乃至灭门。"戾气，即指各种病毒、细菌等一切破坏人体心身健康的所有外来刺激因素，特别是那种强烈传染力的疾病。疫病，则与当下的新冠病毒和2003年的SARS等烈性传染病极其一致。

"疫"字，最早在先秦时期的文献中即有记载。到了后来，人们对疫病病因有了科学的观察和分析，才逐渐认识到"邪气""外邪""邪毒"等侵袭人体才是致病的因素。在我国的传统节日中，有一些也包含了"驱疫""逐疫"的内容。

针对各种"戾气""毒气"的预防，中医学提出了独特的预防方法。"虚邪贼风，避之有时。"对一切不正常的气候变化和有害于人体的外界致病因素包括那些"戾气"，强调要适时主动躲避。包括现在各种预防方法，如：

1. 注意季节变化

不仅要防止虚邪贼风，如普通感冒，更要注意防范各种"戾气"，如SARS和新冠病毒。本次新冠肺炎流行特点，属于中医学疫病范畴，病因为感受疫戾之气，病位在肺，基本病机特点为"湿、热、毒、瘀"。"避其戾气"，从流行病学的角度来看，疫情防控的对象是"疠气"及其赖以生存与传播的条件，防控的目标是"体质"——易感人群。"物候"与"体质"是"疠气"赖以生存与运行的条件，"物候"不可改变，防控的重心只能是"体质"，防控原则首要的是治疗、隔离已发病者，其次是筛选与管理易感人群。

2. 减少出门

采取隔离措施；《内经》提出防疫要避其毒气，《黄帝内经》中说"不相染者，正气存内，邪不可干，避其毒气"，就是要人们减少交流，互不相染。古代医家根据疫病具有传染性的特点，提出了对传染病人要早发现、早隔离、早治疗的原则。认为家中有人患疫病，亲属虽可以服药预防，但更重要的是与患者分开居住，隔离病人，控制传染源，防治疾病蔓延。《汉书·平帝纪》中就载有"民疾疫者，舍空邸第为置医"的隔离预防疫病的措施；《隋书·地理志》载汉中地区"家人有死""辄离其故宅"。在疫病流行时期，古代医家深刻地认识到掩埋患疫者尸体、杀灭苍蝇，也是净化环境、预防疫病传播的重要措施。这种状态可以避免邪气或者"戾气"侵袭，这与现代的"隔离状态"包括"不出门、少出门"的方法完全相合。

3. 戴好口罩

据载，中国人使用口罩的历史至少有700多年了。当下的口罩，功能和材料都已经有了重要的发展。按照各类医用口罩符合的标准和重要技术指标要求，医用防护口罩适用于医务人员和相关工作人员对经空气传播的呼吸道传染病的防护，防护等级高；医用外科口罩是适用于医务人员或相关人员的基本防护，以及在有创操作过程中阻止血液、体液和飞溅物传播的防护。

第四节　"恬惔虚无"是中医心理防疫和健康促进的理想境界

恬惔虚无，即清静寡欲，无任何杂念；或指清静无为，安于现状，无欲无求，也是辟邪的有效手段。包括以下几个方面。

一、清静寡欲

让自身隔离在家中，不出门，少出门，以避免室外暴戾之气侵袭，又能够通过自我调节为一种"平心静气"状态而排除恐慌、焦虑情绪，保持良好精神状态。

疫情蔓延期间，如果做到"恬惔虚无"，就可以保持自己应有的心理定力，对外界各种负面信息泰然处之，不信不传，冷静思考。《素问·移精变气论》指出，疫情期间应该"闭户塞牖，系之病者，数问其情，以从其意"。

由于大都市生活与古人生活环境截然不同，不可能完全做到"闭户塞牖",所以必须在适当时候出门购买基本生活用品,这个时候要做好基本防护,戴上口罩,回来以后洗手就可以防止"外邪侵入"。

二、嗜欲不能劳其目

中医学强调在满足人的正常"七情六欲"的时候,特别强调"嗜欲不能劳其目"。所谓"嗜欲"指欲望之"过"("过",即多的意思,在饮食方面不该吃的、不能吃的都为"过")。中医心理学认为,人不能无欲,又不能"欲"之太过。

"嗜欲"要禁:有些人由于追求野生动物的美味或者猎奇性吃食,实际上是一种过度的"嗜欲",如果不能加以控制,就会给健康带来危害。王辉武在《实用中医禁忌学》一书中充分阐明了禁忌与发病有着明显的相关性,内伤七情与外感六淫是否发病,取决于人体是否主动地去适宜,而不是无知地去违禁,而且在疾病演变过程中,违反病因禁忌也可影响疾病的发展、转归和预后。

中医饮食禁忌能让您了解什么食材与什么食材不能一同食用、一同食用会产生危害。让你了解食物搭配的知识、食物的营养介绍等。王绪前、黄志杰在《饮食禁忌》一书收集了日常生活中与饮食习惯、烹饪方法、食品特性、餐饮礼仪、特殊人群饮食、饮食搭配、饮食健康等有关的禁忌方面的丰富知识,这些看似平常的知识,对于读者提高自身的保健能力有积极的作用。

中华预防医学会新冠肺炎防治专家组在文献回顾和专家研讨基础上,形成了对该病的流行病学最新认识。对野生动物的盲目捕食,成为这次新冠肺炎疫情形成的可能原因之一。因此,翁维权等多个人大代表团的代表分别提出议案,要求修改野生动物保护法,增加禁止餐饮业经营野生动物、严格限制野生动物贸易等内容;建议根据我国生物多样性和生物资源保护工作需要,制定生物资源保护法。保护生物多样性和生物资源,是人类自身生存与发展的客观要求,其重要意义已经在国内外达成共识。

三、淫邪不能惑其心

《黄帝内经》明确指出"嗜欲不能劳其目"之后,再次提出"淫邪不能惑其心"。原意是说,淫乱邪论也不能扰乱他们的心态,要追求内心安定，而不汲汲于外物，患得患失，才符合养生之道。一方面，疫情期间，隔离在家，阻隔了"淫欲之心"，有利于夫妻感情增进，也有利于抵制外面的各种诱惑；另一方面，也有利于自然阻隔外界各种蛊惑淫邪的信息，有利于使人"恬惔虚无"，保护人体"真气"，防止外邪入侵。

四、不惧于物

无论外界疫情如何变化，各种信息杂乱，都要坚定自己的信心，要做到胸有成竹，坚信疫情终将过去，未来一定美好。

（林春梅、王雾松）

第二章　中医心理养生方法

　　养生，是指保养、调养、颐养生命。即以调阴阳、和气血、保精神为原则，运用调神、导引吐纳、四时调摄、食养、药养、节欲、辟谷等多种方法，以期达到健康、长寿的目的，与现代保健医学密切相关，是中医预防保健的重要理念。养生之于健康人，可以增强体质，抵御疾病；之于患者，可以防止疾病进一步发展和转变。以上两者相互交融，互为补充。现代健康心理学也是通过预防、保健来达到维护和促进人类心身健康的目的。健康即为未病，与其等"已病"不得已而治之，不如注重去维护和保持"未病"，因此"治未病"不仅是古代疾病治疗中最基本、最重要的原则，也是现代中医心理养生的中心思想。

　　"治未病"源自《素问·四气调神大论》中"圣人不治已病治未病，不治已乱治未乱，此之谓也"，后经过历代医家不断充实和完善，逐渐演变成具有"未病先防""既病防变"和"瘥后防复"等多重预防养生理念。"治未病"应该从心理养生或调神入手，现代精神—神经—内分泌学或者精神—神经—免疫学和心身医学研究都已为中医关于未病从心开始的观点提供了坚实的证明。

第一节　节制欲求

　　节制欲求是中医心理养生之首要："志闲而少欲，心安而不惧，形劳而不倦，气从以顺，各从其欲，皆得所愿。"（《黄帝内经·上古天真论》）从日常生活几个方面讲人欲求节制的重要性。疫情当前，人人需要节欲，这个"欲"包括方方面面的心理动机、需求。"节制欲望"就是要管控自己的行为。疫情期间有人出门嫌戴口罩麻烦，有人嫌小区监管不方便，有人在家打发时间通宵打牌、熬夜刷屏，有人纵情各种美食、大酒大肉等，都是疫情期间的不当"欲求"或行为。中医心理养生不仅体现在疫情居家隔离期间，也体现在日常生活的方方面面。

一、志闲少欲

不贪不躁不妄思，淡名利，禁纵色，少嗔恨，不嫉妒，不被名利物质累，这样能得一方清净，守心神不乱。

二、心安不惧

无欲则刚，心里没有攀比、记恨、虚荣、贪婪，则心神安宁，行为坦然，气机顺达。当心里安稳的时候就不惧怕外在环境的威胁。

三、形劳不倦

与"不妄作劳"同义。

1. 劳逸结合，适度努力，不过于争强，不急功近利。

2. 做事情也讲究真心、用心、不违心，这样即便身体疲惫，精神也会愉悦。精神愉悦是最好的免疫力。是指不能过度地劳动、运动及进行房室活动；即使疫情期间，如果条件允许，在居室或者楼下空旷地方进行适当的体育锻炼，有利于增强人体的抵抗力。同时，也要找到自己的情趣爱好，进行一些休闲娱乐活动，以此使自己保持积极向上的心态。

四、各从其欲

"气从以顺，各从其欲，皆得所愿"，这是一种清静虚无的生活境界。每个人心身体质禀赋不同，气血不同，个体追求的理想和欲望也会有所不同。中医心理学认为，人有七情六欲，只要是健康状态下的"欲望"，顺从而为之，人的心理状态就会平衡。如所思不遂则容易脾气郁结，所愿总是不达，则肺气易耗，所恨总是不舒，则肝气郁滞。

第二节 起居有常

《素问·上古天真论》对平时生活起居提出了一系列要求。起居有常主要是指起卧作息和日常生活的各个方面有一定的规律并合乎自然界和人体的生理常度。疫情期间，要做到起居有常，合理作息，就能保养神气，使人体精力充沛，生命力旺盛，方能存正气于体内，抵御外邪。反之，若起居无常，不能合乎自然规律和人体常度来安排作息，天长日久则神气衰败，就会出现精神萎靡，生命力衰退，从而增加感染疫毒的风险。

第三节　悦纳自我

《黄帝内经》中认为："故美其食，任其服，乐其俗，高下不相慕，其民故曰朴。""美其食"的意思是以自己应该得到的那个东西为美。"任其服"则是指古代官员的衣服是和他们的级别关联的，不能乱穿。普通老百姓不能在家里穿龙袍，穿了就叫"不任其服"。在古代，一个普通老百姓试穿龙袍会招来杀身之祸。这说的是守时和守位的问题。"乐其俗"的意思是说，只做自己能做的事情，并以恪尽职守为乐。"高下不相慕"的意思是说，位置高的不要瞧不起位置低的，位置低的也不要羡慕位置高的。《黄帝内经》里人的五脏六腑的本性是无为的，是非常朴实的，所以"其民故曰朴"。人性是不朴实的，人做不到"高下不相慕"，永远都在追求得不到的东西。疫情期间，不管自己处在什么状况，都需要悦纳自我，安然当下，积极行为。要理性地自我观察、自我认定、自我判断，不盲目跟随，不疑神疑鬼，清晰理性应对。轰炸式的信息容易造成全民恐慌，此时，唯有稳定自我，才有利于身心抵抗外邪。

第四节　饮食有节

要求合理调配饮食，保持营养充足均衡，保证食物安全卫生，不可恣意妄食，需有所节制。

1. 饮食清淡

其一，口味清淡，酸、苦、甘、辛、咸五味不能过偏。其二，多食素而少食肉，少饮酒。

2. 饮食卫生

注意饮用水的卫生和平时食物的清洁。

3. 饮食节制

饮食规律，不可偏食，不可过饥、过饱，要保持营养均衡。

4. 饮食禁忌

忌食生冷、黏滑、肉面、五辛、酒酪、臭恶等物。

第五节 闲情逸致

闲情逸致指用一些高雅的兴趣爱好陶冶自己的志趣，以创造良好的心境、培养高尚的情操。前贤很讲究，龚廷贤说："诗书悦心，山林逸兴，可以延年。"（《寿世保元》）闲情逸致的内容是十分广阔的。有人总结有五，有人归纳有十。宋代陈直《养老奉亲书》记载的《古今嘉言》说："倪正文锄堂杂志述五事云；静坐第一，观书第二，看山水花木第三，与良朋讲论第四，教于弟第五。述齐斋十乐云：读义理学、学法帖字、澄心静坐、益友洽谈、小酌半醺、浇花种竹、听琴玩鹤、焚香煎茶、登城观山、寓意弈棋。"这里谈到读诗书、弄琴瑟、习书法、对弈棋、种花草、去远足、品清茶、交朋友、教学生等方法均可闲情逸致，其中有许多方法是东方民族特有的心理卫生调理方法。

当前，社会的发展、生活水平的提高，有了更多的娱乐方法，更有条件从事这些活动。拿传统的琴、棋、书、画来说，我们应不断地探讨现代情况下的运用形式。如我国台湾学者苏瑞芬在精神科中建立书法活动室，让精神病患者在书法活动室中自由地选择纸、笔、墨进行书写，然后从字形大小、内容、书写速度等十三个项目进行考察，这不仅有一定的诊断意义，而且还可以培养患者的兴趣和耐心，使之心情舒展，收到了治疗效果。从自己民族特点出发研究心理卫生是一种值得借鉴的思路。

第六节 气功锻炼

一、静功锻炼

《黄帝内经》中也提出了疫病防治的具体方法和技术，岐伯曰："不相染者，正气存内，邪不可干，避其毒气，天牝从来，复得其往，气出于脑，即不邪干。气出于脑，即室先想心如日，欲将入于疫室，先想青气自肝而出，左行于东，化作林木；次想白气自肺而出，右行于西，化作戈甲；次想赤气自心而出，南行于上，化作焰明；次想黑气自肾而出，北行于下，化作水；次想黄气自脾而出，存于中央，化作土。五气护身之毕，以想头上如北斗之煌煌，然后可入于疫室。又一法，于春分之日，日未出而吐之。"这就是一种"气功"静功习练方法。

气功又称为导引术，是一种中国传统的保健、养生、祛病的方法，它是以呼吸的调整、身体活动的调整和意识的调整（调息、调形、调心）为手段，以强身健体、防病治病、健身延年、开发潜能为目的的一种身心锻炼方法。气功的功法繁多，有以练呼吸为主的吐纳功；以练静为主的静功；以练动静结合为主的动功；以练意念导引为主的导引功等，具体功法包括：松静功、气功行为治疗、八段锦、六字诀、易筋经等。在疫情期间，静功相比于动功更适合居家练习，故在此简单地介绍内养功和三线放松功。

（一）内养功

内养功是传统"气功"静功基本功种之一，以锻炼自身精气神为主，具有静心宁神、调理内脏、培补元气的作用。内养功强调默念字句、腹式呼吸、舌体起落、意守丹田等，具有大脑静、脏腑动的特点。

练功姿势常有仰卧位、侧卧位、端坐位、盘腿四种，一般初学者以仰卧式为宜，坐式、站式可用于后期。仰卧式操作方法：平身仰卧床上，躯干正直，两臂自然舒伸置于身体两侧，十指松展，掌心向上，下肢自然伸直，脚跟相靠，足尖自然分开。

在练习内养功时，最重要的是意守法和呼吸法的运用。意守是指练功时意念集中于某一物体或某一形象而言，常用的意守对象包括丹田、膻中、脚趾。内养功呼吸法较为复杂，要求轻轻闭口，以鼻呼吸，先行吸气，同时用意念引导气息下达小腹，吸气后不行呼气，而行呼吸停顿，停顿后再把气徐徐呼出，此法的呼吸运动形式是：吸→停→呼。默念字句的配合，一般先由三个字开始，以后可逐渐增多字数，但字数最多以不超过九个字为宜。在词意方面，一定要选择具有静松、美好、健康内容的词句，常用的词句有"自己静""通身松静""自己静坐好""内脏动""大脑静"等；默念要和呼吸舌动密切结合起来。以默念"自己静"三个字为例，吸气时默念"自"字，停顿时默念"己"字，呼气时默念"静"字，其余类推。舌动是指舌之起落而言，舌动配合吸气时舌抵上腭，停顿时舌不动，呼气时舌随之落下。

（二）三线放松功

三线放松功是静功的一种，它通过有步骤、有节奏地依次注意身体各个部位，结合默念"松"的方法，逐步放松形体，把全身调整得自然、轻松、舒适，以解除思想与身体的紧张状态，使紧张与松弛趋于平衡协调；同时使意念逐渐集中，杂念排除，心神安宁，以活跃气血，协调脏腑，达到增强体质、防治疾病的功效。具体做法如下：

所谓"三线"，即人体的前、后和两个侧面三条线。训练时，从每条线的上部，依次向下进行放松。第一条线：从头部两侧开始，经颈部两侧—双肩—两上臂外侧—肘部—两前臂外侧—两手腕—两手，到十个手指。第二条线：从面部开始，经颈部前侧—胸部—腹部—两大腿前面—两膝关节—两小腿前面—两脚背，到十个脚趾。第三条线：从枕部开始，经颈后—背部—腰部—两大腿后面—两膝窝—两小腿后面，到两脚掌。该功法与国外的放松训练比较起来有以下特点：不需要事先绷紧肌肉，而是直接进行放松；着眼于宏观控制，不要求对个别肌肉逐一进行放松。

二、动功锻炼

动功锻炼包括八段锦、六字诀、五禽戏、易筋经、太极拳等。在此简单介绍六字诀的操作方法。

六字诀，即六字诀养生法，是我国古代流传下来的一种养生方法，为吐纳法。它的最大特点是：强化人体内部的组织机能，通过呼吸导引，充分诱发和调动脏腑的潜在能力来抵抗疾病的侵袭。

此功法是通过嘘、呵、呼、呬、吹、嘻六个字的不同发音口型，唇齿喉舌的用力不同，以牵动不同的脏腑经络气血的运行。嘘字功平肝气，呵字功补心气，呼字功培脾气，呬字功补肺气，吹字功补肾气，嘻字功理三焦。具体操作如下。

1. 预备式

两足开立，与肩同宽，头正颈直，含胸拔背，松腰松胯，双膝微屈，全身放松，呼吸自然。

2. 呼吸法

顺腹式呼吸，先呼后吸，呼时读字，同时提肛缩肾，体重移至足跟。

3. 调息

每个字读六遍后，调息一次，以稍事休息，恢复自然。

（一）嘘字功平肝气

嘘，读（xū）。口型为两唇微合，有横绷之力，舌尖向前并向内微缩，上下齿有微缝。

呼气念"嘘"字，足大趾轻轻点地，两手自小腹前缓缓抬起，手背相对，经胁肋至与肩平，两臂如鸟张翼向上、向左右分开，手心斜向上。两眼反观内照，随呼气之势尽力瞪圆。屈臂两手经面前、胸腹前缓缓下落，垂于体侧。再做第二次吐字。如此动作六次为一遍，做一次调息。

嘘气功可以治目疾、肝肿大、胸胁胀闷、食欲不振、两目干涩、头目眩晕等症。

（二）呵字功补心气

呵，读（hē）。口型为半张，舌顶下齿，舌面下压。

呼气念"呵"字，足大趾轻轻点地；两手掌心向里由小腹前抬起，经体前至胸部两乳中间位置向外翻掌，上托至眼部。呼气尽吸气时，翻转手心向面，经面前、胸腹缓缓下落，垂于体侧，再行第二次吐字。如此动作六次为一遍，做一次调息。

呵气功治心悸、心绞痛、失眠、健忘、盗汗、口舌糜烂、舌强语謇等心经疾患。

（三）呼字功培脾气

呼，读（hū）。口型为撮口如管状，舌向上微卷，用力前伸。

呼气念"呼"字，足大趾轻轻点地，两手自小腹前抬起，手心朝上，至脐部，左手外旋上托至头顶，同时右手内旋下按至小腹前。呼气尽吸气时，左臂内旋变为掌心向里，从面前下落，同时右臂回旋掌心向里上穿，两手在胸前交叉，左手在外，右手在里，两手内旋下按至腹前，自然垂于体侧。再以同样要领，右手上托，左手下按，作第二次吐字。如此交替共做六次为一遍，做一次调息。

呼字功治腹胀、腹泻、四肢疲乏、食欲不振、肌肉萎缩、皮肤水肿等脾经疾患。

（四）呬字功补肺气

呬，读（xī）。口型为开唇叩齿，舌微顶下齿后。

呼气念"呬"字，两手从小腹前抬起，逐渐转掌心向上，至两乳平，两臂外旋，翻转手心向外成立掌，指尖对喉，然后左右展臂宽胸推掌如鸟张翼。呼气尽，随吸气之势两臂自然下落垂于体侧，重复六次，调息。

呬字功具有泄肺之浊气、调理肺脏功能、促进气血在肺内的充分融合和气体交换的作用，能有效地解除颈、肩、背部的肌肉和关节疲劳，防治颈椎病、肩周炎和背部肌肉劳损等疾患。

（五）吹字功补肾气

吹，读（chuī）。口型为撮口，唇出音。

呼气读"吹"字，足五趾抓地，足心空起，两臂自体侧提起，绕长强、肾俞向前划弧并经体前抬至与锁骨平，两臂撑圆如抱球，两手指尖相对。身体下蹲，两臂随之下落，呼气尽时两手落于膝盖上部。随吸气之势慢慢站起，两臂自然下落垂于身体两侧。共做六次，调息。

吹字功可治腰膝酸软、盗汗遗精、阳痿、早泄、子宫虚寒等肾经疾患。

（六）嘻字功理三焦

嘻，读（xī）。口型为两唇微启，舌稍后缩，舌尖向下。有喜笑自得之貌。

呼气念"嘻"字，足四、五趾点地。两手自体侧抬起如捧物状，过腹至与两乳平，两臂外旋翻转手心向外，并向头部托举，两手心转向上，指尖相对。吸气时五指分开，由头部循身体两侧缓缓落下并以意引气至足四趾端。重复六次，调息。

嘻字功治由三焦不畅引起的眩晕、耳鸣、喉痛、胸腹胀闷、小便不利等疾患。

第七节　养生禁忌

一、以酒为浆

常言道"小饮怡情，大饮伤身"。很多人把喝酒当本事，拼酒论英雄，是为养生大忌。酒为辛辣之品，多饮、错饮，易伤胃阴，碍脾气。疫情期间，更不建议喝愁酒、闷酒和闷酒。古人云"借酒消愁愁更愁"，说明古人都意识到喝醉酒解决不了问题，还平添不良情绪。所以我们要学会用有益于身心健康的方式处理现实事件，舒缓情绪压力。自己在家做养生花茶、药茶、代茶饮。建议和孩子及家人一起动手，既能摆脱闲闷的状态，又能建立家庭互动的良好气氛，同时也是家庭健康提升的一个具体实践。

二、以妄为常

有些人违背自然规律，不顺应基本养生规律，彻夜玩游戏、玩手机；不分时段地追剧，晨昏颠倒，昼夜不分。这样必然伤阴血、耗阳气。随时间积累，必然日渐亏虚，累积成疾，不可不知。

三、醉以入房

大醉入房，气竭肝肠。男子精衰，女子血亏。肾精肾气是生命之气，我们爱护肾精肾气就是爱护生命过程。酒味甘辛而苦，性大热。故容易使阳气妄动。大醉行房，会过度耗散阳气，也极易使阴精泄泻。而且酒精超量状态下行为异于平常，容易对女方及自己做出偏激行为。万一受孕，下一代的智力及健康也受影响。因此，不建议酒醉行房。

四、以欲竭其精

"以耗散其真，不知持满，不时御神，务快其心，逆于生乐，起居无节。"（《素问·上古天真论》）如果过度放纵，不知持控，会使自己真气耗散，阴精枯竭，随之心神不宁，气机逆乱。一旦身体亏损悔之已晚，不可不知。

五、起居无节

"以耗散其真，不知持满，不时御神，务快其心，逆于生乐，起居无节。"（《素问·上古天真论》）因恣情纵欲而使阴精竭绝，为满足嗜好而使真气耗散，不知谨慎地保持精气充满，不善于统驭精神，只图一时之快，违逆人生乐趣，起居作息，毫无规律，所以到半百之年就衰老了。说明无论是平时，还是疫情期间，都必须保持基本的生活规律，不要破坏这些规律。

（孙朝晖、王静伊、杨青春、战　菊）

第三章　中医心理测量方法与治疗技术

第一节　中西医结合心理测量

在疫情形势严峻、人们正常的学习和生活节奏都被打乱的时候，咨询师需要对来访者进行一定的心理评估。现代心理学的评估内容主要包括：情绪、压力与压力应对，其评估手段主要有行为观察、临床访谈、评定量表、标准化测验等。中医心理评估在运用以上评估的同时，还要学会运用中医心理学的理论、方法和工具，对人的心理状态、行为等心理现象进行全面、系统和深入的客观描述、分类、鉴别与诊断。

一、现代心理测量量表

（一）症状自评量表（SCL-90）

症状自评量表是由德若伽提斯（L. R. Derogatis）于 1975 年编制的，共有 90 个项目，包含较广泛的精神病症状学内容，从感觉、情感、思维、意识、行为、生活习惯、人际关系、饮食睡眠等方面评定一个人是否有某种心理症状及其严重程度如何。

（二）焦虑自评量表（SAS）

焦虑自评量表由 W. K. Zung 于 1971 年编制。本量表含有 20 个反映焦虑主观感受的项目，每个项目按症状出现的频度分为四级评分。可以用来评定焦虑症状的轻重程度及其在治疗中的变化，适用于具有焦虑症状的成年人。主要用于疗效评估，不能用于诊断。

（三）抑郁自评量表（SDS）

抑郁自评量表由 W. K. Zung 于 1965 年编制。本量表含有 20 个反映抑郁主观感受的项目，每个项目按症状出现的频度分为四级评分，其中 10 个为正向评分，10 个为反向评分。可以用来评定抑郁症状的轻重程度及其在治疗中的变化，特别适用于发现抑郁症患者。

（四）明尼苏达多项人格测验（MMPI）

明尼苏达多项人格测验是由明尼苏达大学教授哈瑟韦（S. R. Hathaway）和麦金力（J. C. Mckinley）于 20 世纪 40 年代制定的自我报告式的个性量表。该测验由 10 个临床量表和 4 个效度量表组成。

（五）创伤后应激障碍（PTSD）筛查量表

创伤后应激障碍筛查量表用来帮助判断在经历重大创伤事件后是否需要专业的帮助和治疗。

（六）社会功能缺陷筛选量表（SDSS）

社会功能缺陷筛选量表（Social Disability Screening Schedule，SDSS），来源于世界卫生组织（WHO）制定试用的功能缺陷评定量表（Disability Assessment Schedule，DAS，1978 年，该量表于 1988 年正式出版）。由我国十二地区精神疾病流行学协作调查组根据 DAS 的主要部分翻译并修订，主要用于评定精神病患者的社会功能缺陷程度。在许多社区精神医学的调查中，均应用 SDSS 作为评定工具。

二、中医创新心理量表

中医心理量表的形成，是中医心理学发展的结果，是将中医学理论及长期的临床心理工作实践获得的经验与现代量表学结合的创新过程。具有代表性的中医创新心理量表有：五态人格测验、忆溯性人格发展量表（WMPI）和人格倾向量表（WPTI）等。

（一）五态人格测验

五态人格测验系我国老一辈神经精神病学家、中国中医研究院薛崇成教授与其助手杨秋莉助理研究员用现代语言阐明《黄帝内经》中的人格类型，根据我国人文社会背景与中医学原理制定的、我国第一个人格类测定量表。五态人格共分五型，其基础为认为人身的阴阳含量各不相同，依其多少而将人分为太阳、少阳、阴阳和平、少阴、太阴五型，但没有纯阴与纯阳，后两者属于严重异常情况，平衡型是最好的类型。

（二）忆溯性人格发展量表（WMPI）

由中国中医科学院广安门医院汪卫东教授及其团队基于《系统发

心理学》理论以及忆溯性研究方法，根据个体人格发展研究的"过程"和"结果"相结合的思路，从不同人格发展阶段与人格要素角度，评估从 3～25 岁各个人格内部要素发展水平以及外部影响因素状况，反映人格内部发展情况与外部因素的相互作用过程，揭示了人格的系统、辩证、动态发展过程，阐明了人格发展的阶段性、动力性以及人格要素发展的相对平衡性，丰富了现有的人格，特别是临床人格发展测量理论与技术，具有创新性与实用性。

（三）人格倾向量表（WPTI）

"人格倾向量表"能够有效测量依恋、胆怯、强迫、表演、自恋、偏执这六种基础性临床人格倾向，是介于人格障碍与正常人格之间的一种中间临床人格状态，对临床具有较强指导意义。

三、睡眠相关量表

（一）睡眠状况自评量表（SRSS）

睡眠状况自评量表（Self-Rating Scale of Sleep，SRSS）由中国心理卫生协会常务理事、中国健康心理学杂志执行主编李建明教授编制，适用于筛选不同人群中有睡眠问题者，也可用于睡眠问题者治疗前后评定效果对比研究。

（二）匹兹堡睡眠质量指数（PSQI）

匹兹堡睡眠质量指数是美国匹兹堡大学精神科医生 Buysse 博士等人于 1989 年编制的。该量表适用于睡眠障碍患者、精神障碍患者评价睡眠质量，同时也适用于一般人睡眠质量的评估。

（三）失眠首次结构化综合问卷（WIIQ）

该问卷是由中国中医科学院广安门医院汪卫东教授及其团队根据几十年的临床经验与研究编制而成，创新地根据失眠的全部过程，采用结构化问卷方式，内容包含关于睡眠的认知、情绪、行为以及人格等八个方面的测定，为半开放式问卷，对失眠的心理治疗具有较强的指导作用。

在新冠肺炎的心理防治中，恰当地使用心理与睡眠测量量表，不仅有助于快速、准确地了解来访者个体的人格特征和心理状态，也有利于把握公众整体的心理特征，对于心理防治工作能够起到事半功倍的效果。

第二节　中医心理咨询方法

中医诊疗通过望、闻、问、切四诊合参来获取患者的信息，从整体角度综合分析人体内外的各种因素，然后予以辨证论治，以此来指导理法方药。虽然传统医学中没有"心理咨询"的概念，但古代医家早已认识到了"情志因素"的致病特点，因此在治疗中十分重视调畅情志的运用，其内容已远远超出医学范畴，与现代心理咨询的广泛领域颇为相似。

一、传统中医情志疗法

《黄帝内经》中对心理咨询的环境和方法均有阐述。如《素问·移精变气论》指出，咨询的实施必须"闭户塞牖，系之病者，数问其情，以从其意"。说明咨询要在一个摒绝闲人、安静舒适的环境中，引导患者把心理和躯体上的痛苦与不适倾诉出来，方能对症下药，进行心理指导，以解除患者的消极心理状态，维持心理平衡。

（一）情志相胜法

情志相胜法是依据五行相克理论而产生的不同情志之间的相互制约关系来进行治疗的中医心理咨询方法。《素问·阴阳应象大论》认为与五行相配属的情志之间也存在着相互制约的关系，最终总结出了"怒伤肝，悲胜怒""喜伤心，恐胜喜""忧伤脾，怒胜忧""悲伤肺，喜胜悲""恐伤肾，忧胜恐"的情志致病特点和相胜关系。

新冠肺炎是一种新型冠状病毒引起的烈性传染病，人们对它知之甚少；再加上其传播迅速、人群普遍易感的特性，因此，公众表现出的最为突出的情志问题为过度惊恐。根据"恐伤肾，忧胜恐"的情志相胜理论，引导公众正确地认识新冠肺炎的发生、发展、转归和预后，了解其各类预防措施，通过促进思考的方式消除公众对疾病的恐慌。其他情志相胜法可以根据具体情况适度运用。

（二）移情易性法

移情易性法又称移情变气法，包括"移情"和"易性"两个方面。情和性分别指不良的情绪和性格；移和易皆为改变之意。因此"移情易性"是指运用各种方法转移和分散患者精神意念活动的指向，即通过排遣情思，改变心志，以缓解或消除由情志因素所引起的疾病的一种心理疗法。《素问·移精变气论》云："古之治病，唯其移精变气，可祝由而已。"疫情期间指导患者进行呼吸吐纳锻炼，或配合一些动作来引导和控制其精神意念活动，达到移精变气的治疗目的。居家隔离的公众可以适当地增加一些室内活动，转移自己的注意力；在做好防护措施的情况下，也可以适当地前往空旷的室外场地散步、放松。

（三）开导解惑法

开导解惑法是通过说服、解释、鼓励、安慰等方法，做到动之以情，晓之以理，明之以法，改变患者精神面貌及身体状况的方法。类似于当今简易精神疗法。《灵枢·师传》指出："人之情，莫不恶死而乐生，告之以其败，语之以其善，导之以其便，开之以其苦，虽有无道之人，恶有不听者乎。""告之以其败"，就是指出疾病的危害，引起注意，使之对疾病有正确的认识和态度；"语之以其善"，是指患者与医者配合，及时治疗，措施得当，疾病是可以治愈的；"导之以其便"，就是让患者知道具体的治疗措施，如何调养；"开之以其苦"，就是要帮助患者消除紧张、恐惧的心理状态。

（四）顺情从欲法

顺情从欲法亦称为顺意疗法或顺志疗法，指顺从患者的意念、情欲，满足患者的心理需要，以释患者心理病因的一种治疗方法。"未有逆而能治之也，夫惟顺而已矣。百姓人民，皆欲顺其志也。"（《灵枢·师传》）对于正当而必要的生活欲望不能得到满足所导致的神情病变，有时仅有劝说开导、移情易性是难以解除患者的疾苦的。当基本的生活欲望得到满足时，情志病变就有可能得到痊愈。对于符合道德规范的欲望，应当鼓励其努力创造条件，以满足自己的欲望。对于深受疫情影响的公众来说，在其日常生活都受到影响的情况下，很难保持一个良好的、积极的心态。因此，应当在现实条件的允许下，适度、适量满足其需求，抑或向其提供能予以帮助的渠道。

二、创新中医心理咨询技术

创新中医心理咨询技术为中国本土化的心理咨询技术，它适应于传统东方社会文化背景，脱胎于传统中医心理咨询，但尊古又不泥古。总的来说，创新中医心理咨询技术是以传统中医心理咨询为基础，又融入了西方主流的心理咨询理论和方法，主要以山东中医药大学张伯华的情志顺势心理疗法和中国中医科学院广安门医院汪卫东教授的"情志疏导八法"为代表。

（一）情志顺势心理疗法

情志顺势心理疗法是以中医扶正祛邪和顺势治疗等为理论基础，继承中医传统情志疗法，吸收现代心理治疗技术，融会贯通。通过言语和非言语的手段，紧贴患者情志心理发展，根据治疗过程不同阶段情志郁结变化趋势，顺势利导，于情（感）、志（思、认知）、情志体感、心理资源层面展开工作，达到合和状态（情志调和、心身调和，人与环境调和）。

情志顺势心理疗法解决的主要问题是情志郁结，即影响身心健康的病理性情志，任何情志郁结都可以从"情志体验—情志认知—情志体感"加以分析。因此在着手处理情志郁结的病症时，主要有三条入手的路径。

1. 由情志体验入手

在情志郁结的整体结构中，求助者情志体验表现突出，可顺势启用。常用的方法有：倾诉法，以语言为载体的情志体验，在倾诉中宣泄情志体验携带的心理能量；取象比类法，借物抒情；置身事外法，如借鉴曼陀罗绘画。在新冠肺炎的心理防控中，可以通过此路径直接干预负性情绪。新冠肺炎流行初期，恐慌弥漫，民众大多不知求助，此时以取象比类法，取泰山（稳如泰山）、泰山石敢当（坚如磐石）意象，主动采取非认知的干预，向民众传递对抗恐慌的心理力量。

2. 由情志认知入手

在情志郁结的整体结构中，伴随体验的心理冲突明显，或有明显的故事情节、认知问题。在防控新冠肺炎期间，如果遇到有明显认知问题的来访者，即可通过此路径入手。在建立信任的咨询关系后，首先，需要评估来访者负性情志的水平，如表达出恐惧、落寞、抑郁、焦躁等情绪，可由认知、体感、冲突体验的途径切入这些负性体验，注意不可过度释放，否则"物极必反"。其次，应当引导能量认知，本步以认知为中介，旨在引出积极的情志体验。来访者认知存在盲区，如对新冠肺炎的未知，由此引起恐慌。但对新冠肺炎，目前也有"已知"，已知使人知道如何预防，带来心理稳定，须抓住来访者积极意义的话头，顺势利导。

最后，还需要开发潜能，这是来访者主观能动性的进一步发挥。经上一步，求助者心态导向积极，接着会激发一系列创造性认知，自发出现个体化的新冠肺炎预防策略。

3. 由情志体感入手

在情志郁结的整体结构中，求助者身体不适表现突出，可顺势启用。一部分来访者可能会受一些与新冠肺炎有关的消极暗示，而产生各种各样的躯体症状。这时需要引导来访者在稳定情绪的基础上，体验这些症状随着心理状态的变化而产生的变化，使其意识到躯体症状和心理因素的相关性，从而摆脱对症状的过度关注和担忧，症状也就自然而然消失了。

上述途径在表达情志郁结基础上，适时发现提振精气神、稳定情志的心理成分，顺势发扬强化。也可根据现场情况，在治疗一开始给予心理能量。认知、非认知的视听意象、改善体感的途径，皆可使用。

（二）情志疏导八法

汪卫东教授等人根据中医心理医疗队在灾区进行心理危机干预实践中的经验与体会以及中国的国情与文化背景，结合现代心理危机干预理论和中医情志疏导疗法，总结出的比较适合中国国情与传统文化干预流程，亦即"情志疏导八法"，它包括"引情""述情""共情""动情""知情""解情""移情""激情"八个部分。新冠肺炎疫情暴发，虽与地震形式不同，但新冠肺炎同样带了灾难性的创伤，高传染性、对新型疾病的未知，以及接连的重症病例死亡，给民众带来的创伤、恐慌和压抑，对疫情的恐惧、居家隔离、活动区域的减少均为民众带来了不同程度的心理问题，焦虑、抑郁情绪普遍存在，这也引起了不同程度的睡眠、心脑血管等问题。情志疏导八法可根据具体表现合理使用八法，引导来访者适时倾诉，宣泄情绪，解开恐慌、焦虑、抑郁等心理症结。

1. "引情"

即引导干预对象在经历某种重大创伤之后的某些"情景"再现，如地震，主要是以关心、关切的语气引导干预对象回想地震中的各种遭遇，如地震发生时的感觉、所听、所闻、所见，一切都在回忆当中；以了解他们疾苦与同情之心切入，逐渐谈及灾后的感受。

2. "述情"

让干预对象把所回想的事情，如疫情中的各种遭遇，疫情发生时的感觉、所听、所闻、所见，"尽情"按自己当时和现在的感觉描述出来，讲出来；干预者主要是耐心倾听，尽量不要打断干预对象的陈述和表达过程。

3. "共情"

心理治疗者以自己的表情、行为、语气、语言等向叙述者、干预对象表示深刻的理解与同情。

4. "动情"

可采用诱导性宣泄疗法，一些居丧者或全部财产失去者在疏导过程中会立即或逐步暴露出痛苦、悲伤、失望等情绪，痛哭流涕，达到了某种宣泄的效果，心理干预者要按照心理干预的一般规律继续进行。

5. "知情"

所谓"知情"，主要是通过简单提问的方式，进一步了解干预对象所表现出来的情绪反应，如问：您现在心理上有些什么感受呢？您以后怎么办呢？通过进一步询问的方式，了解干预对象经历了重大创伤一段时间以后，目前情绪方面出现的问题。一般会表现出以下几种情绪反应，对于不同的情绪反应，还应该有进一步了解更加具体情况的方法。一般有以下几种情绪，如恐惧、无奈、无助、孤独、不平、愤恨、内疚等，以及其他一些心理症状。有的人情绪反应比较单一，但大多数人可能表现出几种情绪反应同时存在。

6. "解情"

根据上述不同的情绪反应和心理状况，以信息通报、知识讲解、认知支持的方式逐步解除干预对象心中的各种"情结"。要通报社会各种支持情况，通过传递各种信息，让干预对象了解更多的国家支持的情况、社会支持的情况，改变干预对象的错误认知，解除干预对象心中的各种"情结"。

7. "移情"

心理学专家和志愿者必须充分认识到社会心理支持在紧急心理干预中的重要作用，在完成上述各个环节的干预以后，最后一步，要根据被咨询的具体情况，给干预对象提供一些建议，使其从痛苦的情感体验中逐步转移出来。根据东西方不同的文化特点，这种"移情"可以有两种形式：一是内部"移情"。气功是现代人对中国古代称为导引、吐纳、炼丹、守神、存想、静坐、坐禅等一类心身锻炼方法选定的名称。在气功的自我修炼过程中，干预对象从一种痛苦的情感体验，通过行为诱导、呼吸诱导、想象内容诱导等手段进行内部注意转移，从而转移到对自我心身内部快乐的情感体验当中来。二是外部"移情"：逐渐把干预对象的情绪反应转移到外部和现实当中来，多引导其看一看外部的变化，现实的变化。

8. "激情"

就是通过叙述一些具体的、发生在身边的一些感人事迹和情节激励干预对象。

在完成了上述一系列的干预过程以后，干预对象的情绪反应得到了初步的疏导，往往表情由"阴"转"阳"。最后，要以身边的人和事为例，讲述一段感人肺腑的动人事迹，激励干预对象振奋精神，重新点燃人生的烛光，照亮未来的道路。

三、现代心理咨询技术

现代心理咨询技术是咨询师为达到预定目标所采取的一种特殊的交流方式，这种交流是通过语言和非语言的形式来进行的，它不仅仅是交流信息的过程，更重要的是在一定程度上包含了使来访者感悟的成分。这些技术主要包括共情、倾听、提问、表达等。

（一）共情

共情也叫同理心、同感、共感……它是一种设身处地从别人的角度去体会并理解别人的情绪、需要与意图的能力。简言之，就是换位思考的能力。共情不仅表现为对他人的关心、接受、理解、珍惜和尊重，也表现为能充分理解别人，并把这种理解以关切、温暖、得体、尊重的方式表达出来。

咨询关系的好坏对咨询效果至关重要，而在建立咨访关系的过程中，最重要的是让来访者感受到自己被理解和接纳，共情就是实现这一切的前提。良好的共情包括三方面的内容：第一是内容，即对来访者所陈述的事实、观点、情况等是否有准确了解；第二是来访者的感受，主要指咨询师通过来访者的语言和行为表现，准确地了解他（她）对此事的情感体验；第三是咨询师对来访者情感程度的把握较为全面和准确。

（二）倾听

对于心理咨询过程来讲，最重要的技巧就是倾听。倾听首先表达了咨询师对来访者的积极关注，有利于来访者产生信赖的感觉；同时来访者的倾诉本身就具有宣泄或治疗作用；最重要的是咨询师能从来访者表露的诸多信息中抓住要点，发现问题的根源，真正了解来访者所讲述的事实，其中包含的情感和持有的认知观念。

倾听的内容一般包括四个方面：一是来访者的经历；二是来访者的情绪；三是来访者的观念；四是来访者的行为。

心理咨询过程中的倾听通常有以下两种形式。

1. 分析式倾听

心理咨询中，我们要用心去倾听来访者的表述，既要听懂来访者通过语言、表情、动作所表达出来的东西，还要听出来访者在交谈中所省略的和没有表达出来的内容和含义，这才是完整的、有效的倾听。

2. 反应性倾听

在倾听时，心理咨询者应该用"噢""嗯""是的""然后呢"等语言，以及点头、目光注视、微笑等行为对来访者的述说作出回应。

面对来访者，要求咨询师在倾听过程中快速、准确地了解来访者的需求，及时地作出反应，避免心理问题遗留未解，从而造成更大的伤害。

（三）提问

在倾听来访者进行充分的倾诉的同时，提问也是十分重要的。

提问通常分为两种，一种是开放性提问，一种是封闭性提问。开放性提问通常以"什么""怎么样""为什么""能不能""愿意不愿意告诉我"等形式提问，这种提问方式，通常使来访者不能只用一两个字作答，它能引出一段解释、说明或补充材料，可以起到收集资料的作用，同时也可以掌握来访者的情绪反应、对事件的看法以及推理过程等。封闭性提问往往出现在会谈内容比较深入，需要进一步澄清事实、缩小范围或集中讨论某些特定问题的时候。封闭性提问通常以"是否""有无"等提问，这种提问方式，限制了来访者的作答范围，可以防止来访者漫无边际地叙述。

处在过度恐慌和焦虑中的公众在咨询时可能会出现思维混乱、语言表达欠清的情况，这个时候就需要咨询师适时地进行提问，从而有针对性地了解来访者的需求和状态。但在提问的过程中注意不要连续提问，也不要一次问几个问题，这样会使来访者的思路混乱而忽视对一些重要问题的回答。

（四）表达

咨询活动中对"表达"有两方面的要求，一是来访者的表达，二是咨询师的表达。作为咨询活动的主导者，咨询师在咨询活动中引导来访者表达出具有意义的内容和信息是心理咨询成功的一个重要环节。同时，良好的表达技巧也是心理咨询师指导、帮助来访者的重要技能之一。

1. 鼓励

用一些话语，如"嗯""好""接着说""还有呢""然后呢""我能理解"或者一些肢体动作，如点头、微笑、身体微微前倾等向来访者表示你的关注、支持、接纳的态度。

2. 释义

指咨询师将来访者讲述的主要内容、思想加以综合、整理，再反馈给来访者。它的作用之一是检查咨询师是否准确理解来访者所说的话；之二是给来访者传递一个信息：咨询师正专心听你讲话，从而提高来访者的信心；之三是帮助来访者有机会再次审查其心理困扰，并重新加以组织。

3. 澄清

就是要求来访者对陈述中模糊或意思不明确的地方做进一步的说明、解释或补充。常用的语句："你能不能具体谈谈……""能不能再详细地举例说说……"澄清的时候可以使用具体化技术。

一般来说，大多数来访者愿意讲出具体的事情、经历或情绪体验，但当某些情绪体验对来访者影响非常大、有很大破坏作用，有可能因此受到很深伤害时（如受虐待或遭强暴的痛苦体验等），这时就不宜马上与来访者讨论具体的事情与经历。

4. 解释

指咨询师依据某一理论、某些方面的科学知识或个人经验，对来访者提出的问题、困扰、疑虑作出的分析、说明和解释，从而消除来访者的各种顾虑，走出心理困境。

解释只有被来访者听懂才有效。因此，必须根据来访者的理解水平作出不同层次的解释。说话要深入浅出，通俗易懂，尽可能少用医学或心理学方面的术语。

5. 自我暴露

又叫作"自我开放"或"自我揭示"。自我揭示是人际关系交往中一种重要而又有趣的现象。如果咨询师能自我揭示，常常能有效地引发来访者相同水平的自我揭示。自我暴露有两种形式，第一种是咨询师把自己对来访者的看法、感受告诉来访者；第二种是咨询师暴露与来访者所谈的内容有关的个人经验和教训。这种自我暴露的运用要恰到好处，不能过多，如果自我暴露教训过多的话，会使来访者怀疑咨询师的能力，也可能喧宾夺主。如果暴露的经验过多的话，有拿自己之长揭示来访者之短的嫌疑，容易引起反感。

在面对处在疫情影响下的公众的实际咨询中，咨询师本身应当对新冠肺炎的方方面面有一个正确、深刻的认识，这样才能给来访者反馈正确的信息，避免因错误的表达而产生误导。

第三节　创新中医心理治疗技术

一、中医心理睡眠调控技术

中医心理睡眠调控技术是基于中医心理低阻抗意念导入技术的对症治疗技术之一，在治疗中体现了中医整体论与辨证论治的治疗思想。中医心理睡眠调控技术包含了汪卫东教授根据二十余年临床经验对失眠发病的生理心理共性原因与发病机制研究的成果，并融合中国的导引、气功疗法与西方的暗示、催眠疗法，是具有中国特色的睡眠调控技术。通过不断地临床总结与改进，现在采用医生门诊治疗与网络辅助调节的模式，实现了失眠的对症治疗与因时因地调节。

二、中医调神导引技术

又称低阻抗意念导入疗法（TIP 技术）。它是把中医传统气功疗法与西方催眠疗法和认知疗法、精神分析进行某种结合，在气功或催眠状态（低阻抗）下，根据治疗需要把一些合理的"理念、观念"进行情境化，导入并影响患者的内隐认知以起到心理治疗与康复的作用。

在对经历新冠肺炎疫情的患者进行治疗时，因再成长治疗需要一定的时间，不便展开，故应当以对症治疗为主，运用精神分析疗法使患者对自己的心理活动有较为清晰的认识；同时积极通过认知疗法，改变患者关于疫情的不合理认知，在一定程度上给予患者自信心。该技术体系完整，方法多样，临床运用可根据具体病情需要灵活掌握。

第四节　中医心理身心调节技术

中医心理身心调节技术是指综合运用物理疗法和中医心理疗法的手段，协同增效，达到身心同治的目的的技术。中药、针灸、按摩、刮痧、气功锻炼、中医行为疗法以及音乐疗法都属于这个范畴。

受疫情影响的公众，尤其是新冠肺炎患者，大多存在较强的心理应激反应。通过对武汉市心理咨询热线记录的分析，发现情绪问题最为突出，其中抑郁、焦虑、失眠等表现存在一定的共性。以下从多个方面介绍调节此类问题的身心同治技术。

一、中药

（一）抑郁

中医认为抑郁属于"郁证"范畴，是由情志不舒、气机瘀滞所致，以心情抑郁、情绪不宁、胸部满闷，胁肋胀痛，或易怒喜哭，或咽中如有异物梗塞等为主要临床表现的一类病证。

1. 肝气郁结证　治以疏肝解郁，理气畅中，柴胡疏肝散加减。
2. 气郁化火证　治以疏肝解郁，清肝泻火，丹栀逍遥散加减。
3. 痰气郁结证　治以行气开郁，化痰散结，半夏厚朴汤加减。

（二）焦虑

中医文献中并无焦虑病名的记载，但关于情志致病的病因病机及治疗方法等十分丰富。

1. 肝郁气滞证　治以疏肝解郁，理气畅中，柴胡疏肝散加减。
2. 心脾两虚证　治以补益心脾，养血安神，归脾汤加减。
3. 痰热上扰证　治以清热化痰，养心安神，黄连温胆汤加减。

（三）失眠

失眠在中医心理学中属"不寐"范畴，是以经常不能获得正常睡眠为特征的一类病证。主要表现为睡眠时间、深度的不足，轻者入睡困难，或寐而不酣，时寐时醒，或醒后不能再寐，重则彻夜不寐。

1. 痰热内扰证　治以清热化痰，和中安神，黄连温胆汤加减。
2. 肝火扰心证　治以疏肝泻火，镇心安神，龙胆泻肝汤加减。

3. 心脾两虚证　治以补益心脾，养血安神，归脾汤加减。

4. 心肾不交证　治以滋阴降火，交通心肾，六味地黄丸合交泰丸加减。

5. 心胆气虚证　治以益气镇惊，安神定志，安神定志丸合酸枣仁汤加减。

二、针灸

（一）抑郁

针灸治疗郁证多从手足厥阴经合手少阴经入手，治以疏肝解郁，养心调神。主穴包括：百会、印堂、太冲、神门、内关、膻中。肝气郁结配期门；气郁化火配行间；痰气郁结配丰隆、中脘。

（二）焦虑

针灸治疗焦虑多从心、脑论治，治以镇静安神。主穴包括：百会、四神聪、神庭、水沟、神门、内关、三阴交。肝郁气滞配期门、膻中；心脾两虚配心俞、脾俞、血海；痰热上扰配中脘、丰隆。

（三）失眠

针灸治疗不寐从手少阴、手厥阴经入手，治以调和阴阳，宁心安神。主穴包括：神门、内关、百会、安眠。痰热内扰配中脘、丰隆、内庭；肝火扰心配行间、太冲、风池；心脾两虚配心俞、脾俞、三阴交；心肾不交配太溪、涌泉、心俞；心胆气虚配心俞、胆俞、丘墟。

三、按摩

按摩又称推拿，是传统医学治疗方法之一，本法属于物理性外治范畴，但又有别于当今一般意义上的理疗方法。推拿长于治疗形体疾病，又兼调理机体内在平衡，是一种集治形和调神于一体的独特疗法。推拿调神主要以调整脏腑机能偏盛、偏衰为法，常用的调神方法包括点穴、振腹等。

四、刮痧

刮痧是以经络腧穴理论为指导，通过特制的刮痧器具和相应的手法，蘸取一定的介质，在体表进行反复刮动、摩擦，使皮肤局部出现红色粟粒状，或暗红色出血点等"出痧"变化，从而达到活血透痧的目的。刮痧选穴与针灸类似，在此就不再赘述。

五、气功锻炼

参见第二章第六节。

六、中医行为疗法

现代心理学认为，行为治疗是一种以行为主义心理学派有关的学习过程的理论和实验为基础，指导当事人克服不适应的行为习惯的过程的治疗方法。它是包括系统脱敏疗法、厌恶疗法、操作学习疗法等一系列行为改变技术的总称。中医行为疗法有与现代（西方）行为疗法不谋而合之处，同时也带有鲜明的文化特点。新冠肺炎的中医心理防控中，行为疗法应当着眼于饮食、起居、劳作三个方面的调摄。具体内容参见第二章。

七、音乐疗法

（一）传统音乐疗法

又称五音疗法，是通过宫、商、角、徵、羽五种音律调畅情志的方法。《乐记》是我国最早的音乐理论专著，其中有这样的记载："志微、噍杀之音作，而民思忧；啴谐、慢易、繁文、简节之音作，而民康乐。"说明《乐记》已经认识到音乐对人情绪的影响。

《黄帝内经》曰："五脏之象，可以类推，五脏相音，可以意识"，宫通脾、商通肺、角通肝、徵通心、羽通肾。即通过五行相克之理，"悲胜怒""恐胜喜""怒胜忧""喜胜悲""忧胜恐"，利用不同调式及感情色彩的音律来克制、调节人的情志变化，以达舒神静性之功。

（二）现代音乐疗法

起源于国外的现代音乐疗法同样是通过生理和心理两个方面来治疗疾病的。现代研究表明，音乐声波的频率和声压会引起生理上的反应。音乐的频率、节奏和有规律的声波振动，是一种物理能量，而适度的物理能量会引起人体组织细胞发生和谐共振现象，能使颅腔、肠腔或某一个组织产生共振。这种声波引起的共振现象会直接影响人的脑电波、心率、呼吸节奏等。

音乐疗法因其镇痛、镇静、降压、调节情绪等特殊作用，常用于神经症、精神类疾病、心身疾病、各类行为问题、社会适应不良、各类心理障碍、人格障碍、疼痛、失眠等疾病。

（张　明）

第四章　中医心理咨询知识与应用

第一节　新冠肺炎疫情中常见的问题与应对策略

一、常见问题

新冠肺炎不仅会影响人们的身心健康，还会影响人们的起居生活、日常工作、社交人际、社会环境等方面。这些常见的问题有着其规律性，也有一定的独立性。规律性是我们在过去与疾病斗争的实践中总结的经验规律性问题，独立性是每个疾病发病所具有的独特性问题。这些问题主要分为症状或体征鉴别、疾病预防和治疗、社会生活、情绪和其他等几个方面。

（一）症状或体征的问题

指有关新冠肺炎临床表现的知识性问题，主要包括：了解新冠肺炎的症状，出现发热、咳嗽、咽痛、胸闷等症状时该如何与其他疾病鉴别等问题。

（二）预防方面的问题

主要包括如何洗手、戴口罩，乘坐交通工具该如何保护自己，去超市购物时该如何防护，如何消毒等问题。

（三）治疗方面的问题

主要包括疾病是否存在特效药，指定就医地点，中医药是否有效等问题。

（四）社会生活方面的问题

主要是疫情带来的与各种社会生活变化相关的问题，如能否出门，老人不听劝怎么办，疫情期间工作是否会受到影响，与新冠肺炎有关的网络消息分辨不清等社会生活与心理问题。

（五）情绪问题

包括情志本身以及情志引起的症状或导致的行为，如频繁测量体温，一有波动就担心被感染，产生不安、恐惧的情绪，出现持续的失眠等问题。

（六）其他问题

主要包括询问疫情什么时候能结束等问题。

二、应对策略

在古代应对疫情时，就有了迁移人群、隔离疫区的防控方法，与现在的"早发现、早报告、早诊断、早隔离、早防护、早治疗"相似。针对此次新冠肺炎疫情的常见问题，应采取以下策略。

（一）有关"症状或体征"类问题的应对策略

咨询者需要掌握新冠病毒的相关基本知识，如新冠肺炎的症状体征，如何区分新冠肺炎与流感、普通感冒等。

1. 掌握什么是新冠肺炎及其临床表现

参见第五章相关内容。

2. 掌握新冠肺炎与流感、普通感冒的区别

普通感冒以鼻塞、流涕、打喷嚏等上呼吸道症状为主要表现，无明显发热、乏力、头痛、关节痛、周身不适、食欲不振等症状，一般上呼吸道症状较重，但全身表现较轻。

流感发病急骤，以高热、咽喉痛、头痛、肌肉酸痛、乏力、食欲下降等症状为主要表现。

新冠肺炎以发热、乏力、干咳为主要表现，少数患者伴有鼻塞、流涕、咽痛和腹泻等症状，轻症患者仅表现为低热、轻微乏力等，无肺炎表现。明确诊断还需要结合流行病学史和实验室检测结果。需详细询问对方有无确诊患者接触史、有无湖北疫区居住史等流行病学内容作为辅助判断。

3. 运用中医心理技术给予心理疏导

有明显的焦虑、紧张等情绪者，可以运用中医心理的开导解惑法给予对方恰当的心理支持。

（二）有关"预防"类问题的应对策略

新冠病毒预防属于中医学"治未病"的内容。咨询师需要掌握新冠肺炎的传播途径、密切接触者的概念、具体预防措施等相关内容，同时给予适当的中医心理支持。

1. 掌握新冠病毒的传播途径

新冠病毒的主要传播途径是经呼吸道飞沫传播，亦可通过接触传播，包括：（1）吸入患者或病毒携带者咳嗽或打喷嚏时喷出的呼吸道飞沫。（2）眼结膜、鼻黏膜等处沾染患者或病毒携带者的痰液、血液、呕吐物、体液、分泌物等。（3）手部沾染患者或病毒携带者的痰液、血液、呕吐物、体液、分泌物等，或触摸被这些分泌物污染的物品器具后，再用手直接接触口、眼、鼻等。气溶胶传播需在相对封闭的环境中长时间暴露于高浓度气溶胶情况下才存在可能性，传播有限定性条件，一般不会进行传播，消化道传播需要进一步明确。

2. 掌握"密切接触者"概念

密切接触者指与疑似病例、临床诊断病例、确诊病例发病后，无症状感染者检测阳性后，有如下接触情形之一，但未采取有效防护措施者：

（1）共同居住、学习、工作，或其他有密切接触的人员，如近距离工作或共用同一教室或在同一所房屋中生活。

（2）诊疗、护理、探视患者的医护人员、家属或其他有类似近距离接触的人员，如到患者所在的密闭环境中探视患者或停留，患者同病室的其他患者及其陪护人员。

（3）乘坐同一交通工具并有近距离接触的人员。

（4）现场调查人员调查后经评估认为符合其他与密切接触者接触的人员。

密切接触者应居家医学观察14天。

3. 掌握新冠肺炎的个人防护内容

（1）养成良好的个人卫生习惯。讲究个人卫生，咳嗽或打喷嚏时用纸巾掩住口鼻，勤洗手，不用脏手触摸口、眼、鼻，不随地吐痰。

（2）尽量避免人群聚集，包括聚餐。

（3）少去公共场所。

（4）经常开窗通风。

（5）保持居室清洁。

（6）勤洗手，防止接触传播。洗手时，应使用流动水和肥皂或洗手液洗手。

（7）外出与人交流时要佩戴口罩。

（8）养成健康生活方式。

（9）做好健康监测。尽可能避免与有呼吸道疾病症状（如发热、咳嗽或打喷嚏等）的人密切接触。自觉发热时要主动测量体温。发现家人有发热、干咳、乏力等疑似症状时，请及时就医。

4. 运用中医心理技术给予心理疏导

如果感受到对方怀疑自己的家人被传染，有明显的焦虑、紧张等情绪，可以运用中医心理的开导解惑法和顺从情志法进行心理疏导。

（三）有关"治疗"类问题的应对策略

咨询者需不断了解新冠肺炎治疗的相关内容进展，包括特效药物、中医治疗等，同时给予对方适当的心理疏导。

1. 了解新冠肺炎治疗的相关内容进展

不断关注官方平台上关于新冠肺炎治疗的内容，包括卫健委发布的诊疗方案（试行版）、特效药的临床进展、中医治疗的参与情况及实际效果、新冠肺炎治疗的死亡率及致死原因等。

2. 运用中医心理技术给予心理疏导

询问来访者，如果是确诊病例，给予对方治疗的信心，可以通过开导解惑法、暗示诱导法，并列举有说服力的新闻或数据帮助患者树立治疗的信心；如果是未确诊的，则减轻其焦虑情绪。另外，这类询问的人群以非患病人群居多，运用劝说开导法、暗示诱导法、五行音乐等传统中医心理疗法消除或舒缓其恐惧、焦虑、紧张等不良情绪。必要时提供相关帮助。

（四）有关"社会生活"类问题的应对策略

新冠肺炎引起了人们许多社会生活的不便，需要重视因为社会生活问题而导致的心理问题，综合运用相关知识帮助来访者。

1. 对于对方遇到的社会生活问题运用个人经验等给予恰当的建议或解决办法

如果是因为疫情防控的规定没法解决的，给予替代的办法或者告知为什么需要这样执行规定，理解并支持新冠肺炎疫情的防控，对造成的不便表示歉意并感谢对方的配合与支持。

2. 运用中医心理学或心理学知识分析社会生活问题背后可能导致的心理问题、躯体症状

3. 运用中医心理学疗法缓解和解决心理症状、躯体症状

包括劝说开导、移情易性、暗示诱导、低阻抗意念导入疗法、中医心理睡眠调节技术等。也可以通过练习呼吸吐纳、健身气功、松通功等静功来减轻症状，运用示意解惑、低阻抗意念导入技术等针对性处理。

（五）有关"情绪"类问题的应对策略

《百病吟》中就有"百病起于情，情轻病亦轻"的说法，新冠肺炎引起的情绪问题属于心理应激反应，需要运用中医心理疗法、低阻抗意念导入疗法、中医认知疗法和行为疗法等处理。

1. 掌握心理应激可能引起的各种表现

主要以情绪异常、疑病、躯体化症状、强迫表现等为主。

（1）可能出现焦虑、烦躁、恐惧、害怕、疑病、抑郁、悲观，怀疑自己被感染，反复想疫情问题等心理反应。

（2）可能出现胸闷、气紧；出汗或发冷；血压升高；消化不良、食欲下降、腹胀；失眠；记忆力下降等身体反应。

（3）可能出现活动力明显减少或增加；情绪激动，容易与人争吵；持续关注疫情信息；过度警惕和担忧疫情；经常哭泣；反复洗手；社交退缩，无法正常工作等行为反应。

2. 判断是否为应激反应过度

（1）连续3天或更长时间的失眠，甚至伴有身体不适感。

（2）反复回想与新冠肺炎相关的消息、视频，或脑中不断冒出相关的字眼。

（3）容易受到惊吓，或者不敢看与疾病相关的信息。

（4）反复回忆过去某阶段的痛苦经历。

（5）明显的情绪不稳定，紧张、恐惧，或悲伤、抑郁，或容易发脾气。

（6）严重者出现冲动、攻击性、伤害性言语或行为。

3. 中医心理综合治疗

（1）规范行为：做到起居有常，饮食有节，不妄劳作。

（2）运用中医心理低阻抗意念导入疗法、意想疗法、移情易性等舒

缓情绪，减轻症状。

（3）运用认知领悟疗法、劝导开导等改善症状。

（4）运用中医心理睡眠调控技术改善睡眠。

（六）"其他"类问题应对策略

具体策略：可以解决的问题参照上述5点；遇到不在自己能力范围以内的问题，或自己不确定或不了解的信息内容，要有引导对方获取所需的解决办法或信息的能力。从不同角度理解那些不合理预防措施。中医"治未病"的核心便是"防"字，是"以预防为主"的医学思想。唐代养生与临床医疗大家孙思邈指出医生应当"消未起之患，治未病之疾，医之于无事之先"。这样的思想非常契合疾病和疫情的预防，但许多人会采取不合理的预防措施，作为咨询师，则需要理解这些不合理预防措施产生的原因。

1. 常见的不合理预防措施

对官方宣布的疫情防控内容的理解存在问题，导致不当防护，包括防护过度、防护欠缺。主要是与官方发布的诊疗方案、健康防护手册等内容相关。如：戴多层口罩，只戴N95口罩；用普通的防尘口罩或纱布口罩；反复洗手，反复消毒家具、衣物；抢购双黄连口服液；等等。

误信谣言，采用了谣言中所说的预防方式，而导致的不合理预防措施，我们列举一些传播得比较多的谣言。如：风油精雾化可杀死病毒；吸烟、喝酒可以抗病毒；含服姜片、大蒜可以预防病毒感染；盐水漱口能预防肺炎；等等。

个人情绪、心理因素导致的不合理预防措施，这类措施往往与上述的内容有重复性，多为过度防护，如戴多层口罩、反复消毒一个地方、反复洗手、外出后衣物必须消毒等。

2. 为什么普通人会采取不合理的防护措施

在了解了以上不当的防护措施以后，我们需要去理解为什么有些人会采用这样的防护措施，只有理解了，才能真正地帮助和引导他们采取恰当的防护措施。普通人采取不当的措施通常有以下几个方面的原因。

（1）应激心理和过度关注：在新冠肺炎疫情下，大部分人处于一个应激的状态，会产生焦虑等负面情绪，容易放大一些事件的后果，过分担心自己和家人的身体健康，从而采取了不当的或过度的防护措施。同时这种应激产生的负面情绪与其他几个原因也有所关联。

（2）群体性恐慌与非理性行为：每个人都是这个社会群体的一部分，必然会受到他人的影响，而且由于文化的一些影响，人们都有"随大流"的想法，也就是从众心理，容易出现群体性的恐慌和非理性行为，采取不合理的防护措施，并通过网络等平台扩散开来，采取的人越来越多。

3. 缺乏辨别谣言的能力和获取权威消息的能力

荀子说"谣言止于智者"，但是在流行病期间，会有"三人成虎""宁可信其有，不可信其无"的心态或现象。微信、微博、抖音等网络媒体总会充斥着大量的不实消息并借助平台迅速传播，很多都是"有图、有真相的"，很多人是抱着善意的想法转发，却起到了传播不实消息和焦虑情绪的作用，这是受众认知偏差的问题。比如此次疫情就出现了许多以"钟南山说"的语气表达的谣言。

人们在类似新冠肺炎这样的突发疫情情况下，倾向于认为他人所提供的信息比自身以其他方式获取的信息更具可信度和合理性，忽略自身所获得信息的可靠性，从而选择从众性地加入该类人群，并与所参照群体的认知保持一致。同时，从众效应强调，个体会受到外部群体的引导或压力，可导致人们的从众心理，从而改变他们自身原有的看法、判断和行为，以保持与多数群体成员相一致的看法、判断和行为，进而产生对事物的认知偏差。

作为咨询师，就需要掌握对这类信息的辨析能力，掌握获取可靠信息的权威平台，引导来电者不信谣，不传谣，甚至帮助辟谣。

4. 缺乏专业的医学知识，但又关注国家发布的新冠肺炎诊疗方案

对号入座导致恐慌或者把治疗手段当作防护措施，甚至出现恐慌就医、抢购治疗类药物等非理性的处理方式。

5. 中医心理学的人格倾向与人格发展要素的问题

从中医心理学异常人格发展理论的角度来讲：

在人格倾向上，存在胆怯型人格倾向、依恋型人格倾向、强迫型人格倾向的人容易采取不合理的防护措施；在人格发展要素上，与思维方式、胆气、健康观等有关的在思维方式上容易采取绝对化的思维和病态思维，非黑即白，不能够辩证地看待问题；在胆气上，胆气缺失，容易

产生自然恐惧、莫名恐惧和适应能力差的问题；在健康观上，对疾病不能采取客观的态度，过度关注自身身体症状，容易带着个人主观性去评判。因此，在面对普通人采取了不恰当的防御措施之后，需要能够辩证地、全面地评价分析其原因之后，才能够恰当和正确地引导其采取合理的防护措施。

（张　良）

第二节　中医心理咨询原则

一、理性评估疫情

此次新冠肺炎属中医所讲的"瘟病""疫病"范畴，是外感疠气所致，疫情带来的影响涉及个体、家庭、社会、心理等多个方面，作为中医心理咨询师，要对此次疫情有清楚而正确的认识，同时要了解本土的文化习俗、家庭观念、心理偏好等，明确这些内容在此次疫情中可能带来的影响，以正确引导受疫情影响的来访者。如何理性评估此次疫情，主要包括以下四个方面。

1. 正确认识新冠肺炎

包括临床表现、传播途径、传染源与鉴别诊断等。

2. 获取权威资讯，理性分析疫情

通过官方途径获取信息，科学认识疫情性质、流行情况、临床表现和危害，面对来访者时，不做过度解读，积极关注防控信息，学习传播防控知识，给予来访者战胜疫情的信心。

3. 合理分析评估新冠肺炎疫情危险性

传染病的风险判断以发病率、死亡率和重症患者的比例为主。高发病率是造成人们恐慌的关键因素；死亡率是造成人们恐慌的最核心因素；重症患者的比例意味着后续死亡患者数量是否会大幅增加。针对此次新冠肺炎疫情，引起人们恐慌的主要是病毒的传染性和所致的发病率。

4. 比较新冠病毒与流感的区别

我们主要通过接触传染性、病情严重程度、疫苗三个方面来比较新冠肺炎与流感的区别，以更好地判断此次疫情的危险性。

（1）接触传染性：病毒的传播性可归结为再生数 R0，与每个感染者会将疾病传染给多少人有关。世界卫生组织初步估计此次疫情的 R0 为 1.4~2.5。世界卫生组织的数据显示，2009 年甲流（H1N1）病毒的 R0 为 1.2~1.6。与流感相比，新冠病毒具有更强的传染能力。

（2）病情严重程度：普通流感主要累及肺脏，而新冠病毒感染除肺脏外，还会累及心、肾等脏器，导致多器官的病变和衰竭，增加治疗难度，提高致死率。

（3）疫苗：大部分流感都有其对应的疫苗用于接种预防，对于新型冠状病毒，目前疫苗尚在研发过程中。

相对于流感而言，新冠肺炎是突发、未知、无特效药物的传染性疾病，因此更容易出现应激情绪与不合理判断的情况。

（李 莉）

二、正确对待疫病

咨询师应当帮助患者学会正确对待疫病，学会正确采取防护措施。中医认为气候变化、环境污染、饮食不洁是疬气流行的主要原因，应重视预防隔离，对于易感者应当扶助正气。中医心理学认为，疫病会引起个体和群体的情志变化，而情志失调会影响人体内气机的升降出入，是疫病发生的内因。因此要做好以下几点。

（一）做好防护措施

除参见有关"预防"类问题应对策略以外，如出现呼吸道症状，并且持续发热不退或症状加重者，及时到发热门诊就诊。

（二）积极调整心态

1. 接纳恐惧、焦虑等应激情绪

面对疫情，应激性出现恐惧、紧张、焦虑、烦躁情绪是正常的，不必刻意压抑，堵不如疏。保持愉悦的心情，减少精神压力，可增强人体正气。积极的情志包括喜爱、高兴、幸福等，能够促人向上，同时也能调畅脏腑气机，促进气血循环，对机体健康有益，可以提高抗病能力。所以，咨询师应当引导来访者正确认识与接纳面对疫情出现的恐惧、焦虑等情绪，并培养患者积极乐观的情绪。

2. 移情易性，转移注意

过度关注是导致负面情绪增加和出现躯体症状的主要原因。在咨询过程中除了围绕来访者提出的问题进行解答，也应引导其寻找自己的兴趣爱好，帮助其转移注意力，减少关注疫情新闻的时间，多陪伴家人。疫情期间，勤打扫、做家务也是一种很好的既能清洁消毒又能缓解压力的方式。

3. 与亲友沟通，获得情感支持

沟通交流是缓解释放情绪最有效的方式之一，与亲人朋友的沟通可以舒缓不良情绪。倾诉可以在一定程度上缓解焦虑，如果家人或朋友也处于担忧之中，可以相互鼓励，安定心神。良好的社会支持可以减轻压力和应激对免疫功能产生的影响，与人连接的关系越亲密，心理状态也会越趋向积极健康。

4. 身心同调，增强免疫

中医认为，人体的整体防疫应当涵盖形体和精神两个大的方面，既要有强健的体魄，又要有良好的心态，这样方可心身康健。人通过运动，一方面促进了气血的流通，增强了精神情志活动的物质基础，另一方面还以动济静，使精神情志得到了充分的调节。保持正常的作息，适当锻炼，可以提高免疫力，降低患病概率。

除了身体免疫力，咨询师还应当帮助患者提高心理免疫力，建议其安排好生活内容，做一些让自己感到愉悦的事情，如听音乐、看书、与家人或朋友聊天、在家办公和学习、做家务等。在必要的防护下，丰富且规律的生活能提高心理免疫力，帮助其更有信心和力量面对不断变化且未知的风险。

5. 中药、针灸扶助正气

对居家隔离未确诊人群，西医尚未开展药物预防，据研究证明，中药中有不少可以调理人体的精气神、扶助正气、提高人体的免疫能力。因此用扶正固本的中药进行预防性治疗，能通过调整机体各系统功能，提高人体抗病能力。对于接受不了中药的人群，可以采用中医特色的食疗。饮食上宜清淡，少食肥甘厚腻之品。在日常生活中，做一些简单、美味的药膳，既能转移注意力，又能预防瘟疫。另外，针灸因为其使用简便，在预防疾病方面也可以发挥重要的作用。因此在疫病流行地区，有组织地开展针灸预防，可以减少疫病的发生。

（李　莉、邓　卿）

三、咨询原则

（一）保密原则

未征得来访者同意不得向第三方透露其在咨询室透露的一切个人隐私，包括姓名、个人档案、谈话内容、文字材料、录音等资料。

以下内容除外：

1. 有威胁自己与他人生命安全倾向。

2. 涉及违反法律。

（二）建立良好的咨访关系

1. 以来访者为中心，因人论治，辨情施术。"病为本，工为标，标本不得，邪气不服。""病"为来访者，"工"为医生。

2. 保持适当的距离。防止咨访关系过于密切，产生依赖；防止咨访关系过于疏远，导致咨访关系破裂。

3. 避免双重关系。

4. 避免加入个人价值观判断。

5. "恬惔虚无"，即平静稳定、安闲、朴实的心理状态。

（三）价值中立原则

1. 不判断

"无条件接纳"来访者，如咨询师难以调整心态，建议进行转介，对咨访双方负责。

2. 不指导

以引导为主，启发、帮助来访者，发动其主观能动性。

3. 不主动

避免急于验证在疫情中学习到的新知识技能；避免过早诊断；避免过度自我暴露。

（四）尊重、热情、真诚原则

《素问·方盛衰论》："诊有大方，坐起有常，出入有形，以转神明。"《类经·脉色类》释之："大方者，医家之大法也，坐起有常则举动不苟而先正其身，身正于外心必随之……行，德行也，医以化人为心，其于出入之时，念念其真无一不敬，则德能动天，诚能格心，故可以转运周旋，而无往弗神矣。"说明品德修养有利于咨访关系的建立和维系。

（五）共情、自省原则

指咨询师的观察和领悟能力。在咨询中这种领悟能力称之为共情，在咨询后这种领悟能力称之为自省。

（六）"行方、智圆、心小、胆大"原则

行方：咨询师应行为端正，自身对疫情认识准确客观。"宅心醇谨，举动安和，言无轻吐，目无乱观，忌心勿起，贪念罔生，毋忽贫贱，毋惮疲劳，检医典而精求，对疾苦而悲怜！如是者谓之行方。"

智圆：指医者考虑周全，具有整体辩证的思维风格。"禀赋有厚薄，年龄有老少，身形有肥瘦，性情有缓急，境地有贵贱，风气有柔强，天时有寒热，昼夜有重轻，气色有吉凶，声音有高下，受病有久新，运气有太过、不及，知常知变，能神能明。如是者谓之智圆。"

心小：指咨询师应细致谨慎。"望、闻、问、切宜详，补、泄、寒、温须辨。当思人命至重，冥报难逃，一旦差讹，永劫莫忏，乌容不慎，如是者谓之心小。"

胆大：指咨询师处理问题应果敢，认识上当机立断、行为上果断从事。"补即补而泻即泻，热斯热而寒斯寒。抵当、承气，时用回春，姜、附、理中，恒投起死。析理详明，勿持两可。如是者谓之胆大。"

四、咨询师培训

（一）咨询师素质要求

1. 具有精神科医生、心理咨询师、心理治疗师、心理督导师等相关专业资质。

2. 致力于疫情阻击战中贡献力量的相关心理和社会服务领域人员。

3. 具有相关精神病学、心理学、中医学、临床医学、教育学、社会学等专业受训背景。

4. 具有救灾抢险、心理救援干预经验的专业人士优先。

5. 临床经验 100 小时以上优先。

6. 上岗前曾接受疫情相关心理健康与突发公共事件心理危机干预培训。

（二）咨询师知识要求

1. 广博而杂、不必精深。

2. 顾大局、识大体。

3. 掌握中医心理学知识和中医心理治疗技能。

4. 具备将心理学、流行病学等理论知识本土化的能力。

5. 参考国家卫健委发布的新冠肺炎诊疗方案，掌握本次疫情的中医临床诊断分型，根据来访者具体情况与主观要求给予初步防治建议或临床转介建议。

6. 掌握本次疫情中新冠病毒基本情况，包括传染源、传播途径、临床表现、预后转归、防护措施。

7. 密切关注未来疫情发展变化趋势，掌握与疫情相关的时事热点动态。

（三）咨询师心理咨询知识

1. 新冠肺炎心理干预服务特点

以线上或电话咨询为主。

2. 危机心理干预知识

（1）性质与特征

心理危机是一种短暂的临时状态，一种混乱与崩溃的状态，来访者无法用通常有效的方法处理所面临的特殊困境，但拥有获得新的良性结果的潜在机会。

（2）目的

避免生命伤害，建立社会心理支持网络，恢复个体、社会心理平衡，恢复正常生活。

（3）目标

缩小疫情负面影响；重建来访者信心，尽量恢复疫情前功能状态；减轻来访者后续压力；减少创伤后应激障碍（PTSD）可能性；增加来访者成长可能性，扩充来访者的应变能力。

（4）重点

①及时了解危机事件发生后来访者的身心反应；②稳定情绪，将其正常化；③答疑解惑，提供帮助；④咨询中共同探讨健康积极应对危机的策略与方法；⑤重建支持系统，找回掌控感；⑥鼓励学习新技能，发挥自我疗愈能力，恢复社会化功能。

（5）伦理

拥有专业胜任力，"有所为，有所不为"；尊重来访者的尊严与自由；

负责任地运用专业的权利；所作所为能提升大众对专业的信任；不发展私人关系，避免双重关系；将来访者的福祉视为第一优先。

3. 相关精神科医院、危机干预热线、心理咨询平台相关转介联系方式

4. 咨询师的自我觉察与自我照顾是疫情危机干预的前提

5. 中医心理干预知识

（1）中医防疫观念

1）固护正气

中医在治疗时以固护体内正气为指导思想，调动人体自身的防御功能与免疫调节能力，"本气充满，邪不易人，本气适逢亏欠，呼吸之间外邪因而乘之"。

2）群防群治

即人们普遍受到某一种特点的疫疠之邪而发病，其病理变化、情绪变化趋势基本一致，《素问·刺法论》曰："五疫之至，皆相染易，无问大小，病状相似"，除因人因症精准治疗的专方外，采用通治之法。

3）三因制宜

即因时、因地、因人制宜。

因时。疾病变化：根据营卫气血传变规律，早期主张疏通气机、宣透邪气；邪毒郁肺时主张通腑泄浊、泄热存阴；热入营血，病情危重，主张透热转气、凉营开窍；恢复期则以养阴生津为主。情绪变化：从疫情开始到疫情结束，主要有四个阶段：①疫情暴发，平衡打破。②解决问题。③寻求帮助。④情绪暴发。在前两个阶段时，应该"未病先防"，及时给予心理干预，防止情绪失控，实施公民心理健康教育。在后两个阶段时，"既病防变""已病防传"，人们身心健康发生了变化或情绪全面暴发，以平稳情绪，安抚为主，度过冲击阶段。疫情结束 10 日左右，应"瘥后防复"，防止情绪反复，排解悲伤情绪，及时进行哀伤辅导，防止创伤后应激障碍（PTSD）。

因地。武汉是疫情的发源之处，地处平原江湖，2019 年冬日气温较往年高，呈现暖冬之态，又时常阴霾，多阴雨，不下雪，"非其时而有其气"。除武汉外全国乃至世界大范围发病，但各省份各地区环境情况、风土民情、生活习惯截然不同，比如南方的气候特点是潮湿，北方的气候特点是干燥；南方地区多用芳香化湿药，北方地区多用滋阴润燥药；

等等。

因人。结合《新型冠状病毒感染的肺炎疫情紧急心理危机干预指导原则》了解受疫情影响人群的四级分级，咨询师应根据不同人群特点分级辨证施治。同时，针对普通人群、有基础病者、儿童、孕妇等不同人群亦应辨证论治。

（2）中医防疫措施

1）新冠肺炎预防处方（《新型冠状病毒肺炎中医诊疗手册》）

内服方（非药食同源方）：藿香10克，红景天15克，金银花10克，贯众6克，虎杖6克，芦根15克。芳香化浊，益气解毒，煎水内服，一日2～3次。

内服方（药食同源方）：藿香10克，金银花10克，白芷6克，草果6克，芦根15克，白茅根15克。化浊和中，利湿解毒，煎水内服，一日2～3次。

2）中药香薰疗法（《新型冠状病毒肺炎中医诊疗手册》）　藿香20克，制苍术20克，菖蒲15克，草果10克，白芷12克，艾叶10克，紫苏叶15克，贯众20克。燥湿化浊，芳香辟秽，水煎，室内熏蒸或研末制成香囊佩戴。

3）健身气功　八段锦、五禽戏、易筋经、太极二十四式等。

4）艾灸　仝小林院士推荐艾灸神阙、关元、气海、胃脘、足三里等穴位，温阳散寒除湿、调理脾胃。

5）其他　食疗药膳、穴位按摩、穴位敷贴等。

（3）中国人的其他观念

1）文化观念

思维方式：主要特征是整体的、综合的思维方式，形成整体的和全局的思维观念，主要包括尊重权威，拥戴核心，兼顾边缘；行为组织：主要特征是以血缘和泛血缘化的方式结合为社会群体，组织社会生活和社会生产，产生家庭与各式各样的人际关系。

2）家庭观念

家庭是中国组织结构的最大特征，也是保持国家稳定的基石。孔子提出"治国必先齐家"，中国人的家庭、家族观念强，宗族制度贯穿整个中国历史。中国家庭多以直系家庭和核心家庭为主，多代同堂的大家庭，是儒家伦理观念下的一种理想状态，中国式大家庭向往一家老少同住一处共享天伦之乐之态。"家"文化得以延续，原因如下：历代政府支持，实行"以孝治天下""处家行孝，出仕尽忠"；生产生活方式以宗法制的形式进行，家庭、家族、宗族是古代基层社会的全部；家族之间的血缘亲情、孝悌友爱之心等情感因素；社会经济地位优良是维系"大家庭规模和结构"的原因之一。

3）人际关系

梁漱溟先生曾论及人的三大关系，其中之一便是人与他人的关系，即人际关系。中国文化以处理人与人的关系为核心，包括亲子关系、夫妻关系、家庭关系、朋友关系、上下级关系、医患关系，等等。在人际交往时，有着三方面的特点。

①爱面子：东方文化并不推崇西方普遍奉行的"罪文化"，而是强调"耻文化"。中国人身上"耻文化"具体表现为"爱面子"。中国人爱面子由来已久，虽然随着社会变迁，判断面子得失的标准有所改变，但不变的是面子的文化内涵，它不仅是个人内在的自我评价，更是构建在他人，尤其是重要他人对自己的评价的基础上。爱面子是中国人人际交往中的普遍动机，通常与个体的社会赞许期待及高自尊有关。

②讲人情：受儒家文化的影响，中国人重视人际关系还表现为极重人情。《曲礼》有言："来而不往非礼也。"重人情的文化根源是中国人的关系取向、功利取向，即想方设法将没关系变成有关系。中国人习惯通过扩展人际关系网的方式处理问题。

③重权威：中国人重视权威与秩序。这与古代中国人森严的等级关系有关，中国人相信和崇尚权威，如在医患关系中，往往忽略专业性问题，相信权威专家，而非普通医生。

6. 其他知识

干预模式，关系建立，精神心理评估，咨询技巧，等等。

（许　晗）

第五章 新冠肺炎的中医心理治疗与康复

新冠病毒属于 β 属的冠状病毒，目前研究显示与蝙蝠 SARS 样冠状病毒（bat-SL-CoVZC45）同源性达 85% 以上。目前所见传染源主要是新冠病毒感染的患者，无症状感染者也可能成为传染源。经呼吸道飞沫和接触传播是主要的传播途径，人群普遍易感。基于目前的流行病学调查，潜伏期为 1~14 天，多为 3~7 天。

新冠肺炎临床表现以发热、乏力、干咳为主，少数患者伴有鼻塞、流涕、咽痛和腹泻等症状。重症患者多在发病一周后出现呼吸困难和（或）低氧血症，严重者快速进展为急性呼吸窘迫综合征、脓毒症休克、难以纠正的代谢性酸中毒和出凝血功能障碍等。值得注意的是重型、危重型患者病程中可为中低热，甚至无明显发热。从目前收治的病例情况看，多数患者预后良好，少数患者病情危重。老年人和有慢性基础疾病者预后较差，儿童病例症状相对较轻。

治疗上，对于疑似及确诊病例应当在具备有效隔离条件和防护条件的定点医院隔离治疗，疑似病例应当单人单间隔离治疗，确诊病例可多人收治在同一病室。危重型病例收入 ICU 治疗。西医治疗主要是卧床休息、营养支持、吸氧及抗病毒治疗，目前没有确认有效的抗病毒治疗方法。对于重型、危重型病例的治疗，在对症治疗的基础上，积极防治并发症，治疗基础疾病，预防继发感染，及时进行器官功能支持。当体温恢复正常 3 天以上，呼吸道症状明显好转，肺部影像学显示炎症明显吸收，连续两次呼吸道病原核酸检测阴性（采样时间间隔至少 1 天）时，可解除隔离出院或根据病情转至相应科室治疗其他疾病。

中医察色按脉，先别阴阳，审清浊，而知部分；视喘息，听音声，而知所苦；观权衡规矩，而知病所主；按尺寸，观浮沉滑涩，而知病所生。中医认为本病属于中医学"疫病"范畴，病因为感受疫戾之气，根据病情、当地气候特点以及不同体质等情况辨证论治。

第一节　中医心理防治方案

（中医治疗方案参照国家卫健委和中医药管理局联合发布的《新型冠状病毒肺炎诊疗方案》）

一、疑似隔离期

（一）中医防治

1. 临床表现

处于疑似隔离期的人群，一般无明显的发病症状，往往是密切接触人群等。

2. 防治方案

推荐益气扶正类的中成药。

（二）心理防治

1. 心理特征

等待确诊的日子里，不仅要承受着身体的不适，还要承受着心理上不确定感和恐惧感所带来的巨大压力。单间隔离病房的周围环境也会加重患者焦虑恐慌的情绪。而过度放大的心理反应更会加重患者的主观症状。这类疑似患者愈加焦急地多次追问医生自己是否确诊，担心病情加重，会不会死亡，会不会传染给身边的人，部分患者连续多日无法入眠，严重者心理恐慌变形，甚至出现辱骂、攻击医护人员，自杀等极端举动。

2. 心理防治要点

首先，进行热心友好的沟通，倾听患者诉说。询问患者症状是否好转，评估情绪症状与疾病本身是否相关；同时观察患者的表情、语气，询问饮食、睡眠情况；也可同时采用焦虑抑郁评分量表评估状态及严重程度。其次，充分开展新冠肺炎知识的宣教，通过语音、视频、纸质宣教等多种方式，让患者充分了解新冠肺炎疑似患者、确诊患者的概念，隔离的意义，日常生活注意事项，隔离病房内如何寻求帮助、如何保持身心愉悦，等等。让患者对疾病有一个充分正确的认识，对自己需要面对的困难心中有数、提前做好充分准备。经过评估，轻度焦虑与恐慌的患者可以通过多次言语沟通、多鼓励与关心患者达到缓解症状的目的；

中度患者加用抗焦虑或镇静辅助睡眠的药物对症处理，同时给予心理医生针对性的"一对一"专业沟通疏导。

此期一般是在家中被隔离，患者内心体验更多的是无助感、孤独感、不确定感。这个时候可运用 AWARE 技术。具体内容如下：

A：接纳自己的焦虑，顺其自然。有时面对紧张、不安，他们欲罢不能，想摆脱却摆脱不了，不如面对它，接受它。

W：不带评判地观察自己的焦虑，在心中给自己的焦虑打分，最不焦虑的时候打 0 分，最焦虑的时候打 10 分；每隔几分钟给自己打分，就会觉得你在给别人打分，慢慢地焦虑就与自己分离了。

A：当焦虑产生时，要像不焦虑一样行事，为所当为，干你应该干的事，焦虑感也会下降。

R：重复前三个步骤。当新一轮的焦虑袭来时再重复前三个步骤。

E：期待最好的事情发生。其实你焦虑的事往往没有你想得那么灾难化，往往你的结果没有你想得那么差。

二、医学观察期

(一) 中医防治

1. 临床症状

处于医学观察期的人群症状以乏力伴肠胃不适和乏力伴发热为主。

2. 防治方案

(1) 乏力伴肠胃不适者，推荐中成药藿香正气胶囊 (丸、水、口服液)；

(2) 乏力伴发热者，推荐金花清感颗粒、连花清瘟胶囊 (颗粒)、疏风解毒胶囊 (颗粒)、防风通圣丸 (颗粒)。

(二) 心理防治

1. 心理特征

这一期的患者临床症状比较轻微，主要以乏力伴发热、胃肠不适为主，相比身体的病痛，更大的痛苦来自心理的焦虑和恐慌。包括对自己目前疾病阶段病情的不了解，过度担忧，担心自己病情严重，随时会死去，终日惶惶不安；或是出现诊断后感觉世界末日来临，情绪低落、沉默寡言，不配合接受治疗，消极厌世，变得偏执和绝对化；或是对被隔离、人身自由限制的慌张、不知所措，对被感染的愤怒、抱怨、委屈、沮丧和被抛弃感。

2. 心理防治要点

让患者充分诉说其担忧和焦虑，提供恰当的情感支持；对患者情绪表达表示理解和接受；与患者一起探索和讨论这些情绪反应，采用一些方法（放松技巧、发泄疏导技术、聚焦技术等）缓解不愉快情绪。以医生的专业角度告知患者目前仅处于医学观察期，虽然确诊，但是症状轻微，免疫力是对抗病毒最强大的武器，最重要的是规律饮食运动，补充营养，保持乐观心态。

目前医学观察期是在政府专门设置的隔离点进行的，面对突如其来的疫情，患者有各种负面的消极情绪，而在这些情绪背后更多的是对目前困境的错误的认知，使得患者不能更加清晰、正确地判断此时此刻的现实状况，这时可以采用认知重建技术。与患者就主要现实问题一起进行讨论和协商，以便促使他对疫情、隔离和家庭可能出现的不幸的现实和意义，以及所有这些所带来的想法、应对方式的领悟，促使幸存者对消极想法的重新建构，从而发展出适应的应对方式。

步骤是：

1. 首先确定此时此刻消极情绪背后的那些功能不良的自动化想法，比如问："此时此刻你的想法是什么？"

2. 确定你的自动化想法与你的消极情绪之间的关系，比如问："你有多相信这个想法就是引起你不好情绪的原因？"以及"你现在可以给你的情绪打几分？"

3. 与患者进行苏格拉底式的辩论，引导患者自己对这个自动化想法进行评价，最后放弃这个想法。问他一系列的问题，如支持这个想法的证据是什么？反对这个想法的证据是什么？有没有别的解释或观点？最坏会发生什么（如果我还没有想过最坏会发生什么）？如果发生了我该如何应对？最好的结果会是什么？最现实的结果是什么？我相信自动思维有什么影响？我改变我的想法有什么影响？如果是我的朋友或者家人处于相同的情境，我会对他说什么？我会做什么？等等。

4. 最后问患者："你还有多相信你的那个想法？""你现在可以给你的情绪打几分？"

三、临床治疗期

（一）轻型与普通型

1. 中医防治

（1）寒湿郁肺证

1）临床表现：发热，乏力，周身酸痛，咳嗽，咯痰，胸紧憋气，纳呆，恶心，呕吐，大便黏腻不爽。舌质淡胖齿痕或淡红，苔白厚腐腻或白腻，脉濡或滑。

2）推荐处方：生麻黄6克、生石膏15克、杏仁9克、羌活15克、葶苈子15克、贯众9克、地龙15克、徐长卿15克、藿香15克、佩兰9克、苍术15克、云苓45克、生白术30克、焦三仙各9克、厚朴15克、焦槟榔9克、煨草果9克、生姜15克。

（2）湿热蕴肺证

1）临床表现：低热或不发热，微恶寒，乏力，头身困重，肌肉酸痛，干咳痰少，咽痛，口干不欲多饮，或伴有胸闷脘痞，无汗或汗出不畅，或见呕恶纳呆，便溏或大便黏滞不爽。舌淡红，苔白厚腻或薄黄，脉滑数或濡。

2）推荐处方：槟榔10克、草果10克、厚朴10克、知母10克、黄芩10克、柴胡10克、赤芍10克、连翘15克、青蒿草10克（后下）、苍术10克、大青叶10克、生甘草5克。

（3）湿毒蕴肺证

1）临床表现：发热，咳嗽痰少，或有黄痰，憋闷气促，腹胀，便秘不畅。舌质暗红，舌体胖，苔黄腻或黄燥，脉滑数或弦滑。

2）推荐处方：生麻黄6克、苦杏仁15克、生石膏30克、生薏苡仁30克、茅苍术10克、广藿香15克、青蒿草12克、虎杖20克、马鞭草30克、干芦根30克、葶苈子15克、化橘红15克、生甘草10克。

（4）寒湿阻肺证

1）临床表现：低热，身热不扬或未热，干咳，少痰，倦怠乏力，胸闷，脘痞，或呕恶，便溏。舌质淡或淡红，苔白或白腻，脉濡。

2）推荐处方：苍术15克、陈皮10克、厚朴10克、藿香10克、草果6克、生麻黄6克、羌活10克、生姜10克、槟榔10克。

2. 轻型/普通型心理防治

（1）心理特征

这一期的患者新冠肺炎症状如发热、乏力、周身酸痛、咳嗽、咯痰、胸紧憋气、纳差、睡眠障碍等临床表现开始凸显。经过了疑似隔离、确诊、临床观察的煎熬日子，患者焦虑恐慌的情绪好转，转而开始过度关注自己身体症状和忧虑自己病情。如对身体感受的过分关注，反而激活交感神经系统，使原有疾病的症状加重，出现心慌、胸闷气短、体温升高、便秘、尿频、失眠等症状。对医生治疗手段的怀疑、情绪脆弱不确定感、盼望自己核酸检测转阴，反复要求医学检查；对家人、医务工作者过分苛责；或过分依赖家人、医生等；容易发脾气或出现冲动行为，表现为谩骂、攻击他人。

（2）心理防治要点

营造安全的环境，允许患者自由地表达情感，充分诉说她/他的担忧和焦虑；情感支持，提供缓解情绪的技巧（放松技巧、发泄疏导技术、聚焦技术、适量运动、中医功法），患者要学会情绪调节、自我解压。可以通过倾诉、哭泣、运动、听音乐等合理渠道继续表达，给自己一些积极、正面的心理暗示，可以更好地调节情绪。从医生的专业角度，结合患者目前的症状、CT检查、指氧饱和度等充分评估患者病情，尽可能保证给予患者最好的治疗，减轻症状，促进早日康复。快速掌握新冠病毒核酸检测结果，无论阳性阴性均及时告知患者。告知医学检查有一定流程和等待期，让患者相信医生，耐心配合医护；强调免疫力是对抗病毒最强大的武器，从饮食、起居、心理调护的各个方面进行宣教；列举目前治愈患者的案例，让患者树立康复信心。

轻症/普通型患者在定点医院普通型患者病房进行治疗。伴随着躯体症状，有些患者焦虑、紧张、不安的情绪会比较明显。此时可以使用情绪放松技术进行缓解。如渐进肌肉放松：通过紧张和放松肌肉群的交替进行达到放松反应。具体操作如下。

①患者一般采用坐位或仰卧位，可以睁开或闭上眼睛。

②从脚开始（也可以从头部开始）让脚趾的肌肉群紧张起来，保持5到10秒钟。

③让肌肉群放松下来，体会紧张到放松的变化。保持放松30秒钟。

④往上（如果从头开始，往下）到下一个肌肉群，重复②和③，直

到整个身体的肌肉出现放松反应。

（二）重型与危重型

1. 中医防治

（1）疫毒闭肺证

1）临床表现：发热面红，咳嗽，痰黄黏少，或痰中带血，喘憋气促，疲乏倦怠，口干苦黏，恶心不食，大便不畅，小便短赤。舌红，苔黄腻，脉滑数。

2）推荐处方：生麻黄6克、杏仁9克、生石膏15克、甘草3克、藿香10克（后下）、厚朴10克、苍术15克、草果10克、法半夏9克、茯苓15克、生大黄5克（后下）、生黄芪10克、葶苈子10克、赤芍10克。

（2）气营两燔证

1）临床表现：大热烦渴，喘憋气促，谵语神昏，视物错瞀，发斑疹，或吐血、衄血，或四肢抽搐。舌绛少苔或无苔，脉沉细数，或浮大而数。

2）推荐处方：生石膏30~60克（先煎）、知母30克、生地黄30~60克、水牛角30克（先煎）、赤芍30克、玄参30克、连翘15克、牡丹皮15克、黄连6克、竹叶12克、葶苈子15克、生甘草6克。

3）推荐中成药：喜炎平注射液、血必净注射液、热毒宁注射液、痰热清注射液、醒脑静注射液。功效相近的药物根据个体情况可选择一种，也可根据临床症状联合使用两种。中药注射剂可与中药汤剂联合使用。

（3）内闭外脱证

1）临床表现：呼吸困难、动辄气喘或需要机械通气，伴神昏，烦躁，汗出肢冷，舌质紫暗，苔厚腻或燥，脉浮大无根。

2）推荐处方：人参15克、黑顺片10克（先煎）、山茱萸15克，送服苏合香丸或安宫牛黄丸。

3）推荐中成药：血必净注射液、热毒宁注射液、痰热清注射液、醒脑静注射液、参附注射液、生脉注射液、参麦注射液。功效相近的药物根据个体情况可选择一种，也可根据临床症状联合使用两种。中药注射剂可与中药汤剂联合使用。

注：重型和危重型中药注射剂推荐用法

中药注射剂的使用遵照药品说明书从小剂量开始、逐步辨证调整的原则，推荐用法如下：

病毒感染或合并轻度细菌感染：0.9%氯化钠注射液250毫升加喜炎平注射液100克，每天两次，或0.9%氯化钠注射液250毫升加热毒宁注射液20毫升，或0.9%氯化钠注射液250毫升加痰热清注射液40毫升，每天两次。

高热伴意识障碍：0.9%氯化钠注射液250毫升加醒脑静注射液20毫升，每天两次。

全身炎症反应综合征或（和）多脏器功能衰竭：0.9%氯化钠注射液250毫升加血必净注射液100毫升，每天两次。

免疫抑制：0.9%氯化钠注射液250毫升加参麦注射液100毫升，每天两次。

休克：0.9%氯化钠注射液250毫升加参附注射液100毫升，每天两次。

2. 重型/危重型心理防治

（1）心理特征

这一期的患者胸闷、喘憋气促，乏力症状更加明显，部分患者已转入危重病房，严重呼吸困难，患者可能意识清醒或者神识昏蒙，隔离病房的孤独、机械通气的冰冷使患者的濒死体验加重，无助、恐惧和委屈，感觉死亡一步步逼近，迫切期待外援。医生和护士的每一次走进，都像抓住一根救命稻草，这时候更需要医护人员善意的微笑、语言安慰和鼓励，肢体接触的抚慰和鼓励更能坚定患者治愈的信心。继续情感支持，提供缓解情绪的技巧（放松技巧、聚焦技术等）。

（2）心理防治要点

重型/危重型患者一般收住在定点医院重症病房及ICU进行治疗。患者病情危重，以呼吸困难为主的全身症状，多器官衰竭，生命垂危，此时最宜使用心理急救技术，所谓心理急救是指对遭受身体或心理创伤而需要支援的人提供人道性质的支持。具体内容如下：

①在不侵扰的前提下，提供实际的心理关怀和支持，千万不可强加给他你认为他需要的帮助；

②评估需求和关注，此时他应该最需要生命的救助，我们要想尽一切办法调动他产生生存下来的信心和希望；

③协助满足基本需要，帮他联系解决救治他的各种方法和手段。

④不强迫与他交谈，不去主动询问他及家人所经历的各种不幸经历，

但如果他愿意告诉你，你一定要认真聆听。

⑤安慰受助者让他们平静。患者伴随身体的症状，情绪往往会很不稳定，这时候你要使用各种情绪调节技术（本章所述），尽快地使他们的情绪稳定下来。

⑥帮助他们获得信息、服务和社会支持，让他们知道目前有国内最知名的专家和最先进的设备在为他进行医疗的救助，让他知道政府为他提供了最高等级的医疗服务，而且是免费的，由医保全额支付，要让他知道家人的信息，如果有可能让他每天通过手机或网络与家人保持通话连线，获取最大限度的社会支持。

⑦保护受助者免受进一步的伤害，在与他接触过程中一定要小心谨慎，不要说错话，让他产生误解，比如告诉他这些医生在竭尽全力给你治疗，而不要说他们在抢救你。

四、恢复期

1. 中医防治

（1）肺脾气虚证

1）临床表现：气短，倦怠乏力，纳差呕恶，痞满，大便无力，便溏不爽。舌淡胖，苔白腻。

2）推荐处方：法半夏9克、陈皮10克、党参15克、炙黄芪30克、炒白术10克、茯苓15克、藿香10克、砂仁6克（后下）、甘草6克。

3）推荐中成药：补气健脾类。

（2）气阴两虚证

1）临床表现：乏力，气短，口干，口渴，心悸，汗多，纳差，低热或不热，干咳少痰。舌干少津，脉细或虚无力。

2）推荐处方：南北沙参各10克、麦冬15克、西洋参6克、五味子6克、生石膏15克、淡竹叶10克，桑叶10克、芦根15克、丹参15克、生甘草6克。

3）推荐中成药：益气养阴类。

2. 心理防治

1）心理特征

这一期部分患者出院后仍有乏力、纳差、气虚、情绪异常以及生化、影像学检查异常等表现，存在不同程度的肺功能受损、间质性肺炎改变，甚至有肺纤维化的可能。专家也指出："疾病得到了有效控制和患者完全健康、功能完全恢复是不同的，所以关注出院后人们身心的全面康复非常必要。""中医自古有'未病先防、既病防变、瘥后防复'的治未病思想和诊疗手段，综合的康复指导可以促进疾病恢复、提高生活质量、截断疾病复发的源头。有必要建议医疗单位为恢复期患者提供康复评估，包括一般评估、中医评估及心理评估，更好地为康复方案提供治疗指导。"推荐的中医治未病思想和诊疗手段包括中药、中医适宜技术、膳食疗法、情志疗法、传统功法以及其他呼吸、经络锻炼法等。医护人员可以给患者做一般宣教，社会社区卫生机构广泛支持，教会患者学习。

2）心理防治要点

恢复期的患者一般是在家中进行隔离治疗。因为本次疫情主要损伤的是呼吸道，尤其是肺部，因此肺康复是康复期主要内容。除六字诀（见其他章节）外，我们还可以使用正念技术。正念是通过冥想等方法将注意力集中在当下的内部感受，是一种不带评价的被动心理过程。正念是佛教文化的重要观念和方法。20 世纪 70 年代时 Jon Kabat-Zinn 将正念与佛教的宗教成分相分离并将其带进西方世界。Jon Kabat-Zinn 创建正念减压疗法并通过临床试验证实正念对各种疾病和健康问题的效果。

正念练习过程中，需要注意把握四个元素，即注意、态度、目标以及规范。注意是正念的核心成分，注意的训练是一个渐进的，首先将注意力集中在一个目标上，等到注意力相对稳定后，慢慢扩展意识范围，直至注意力不被限制在任何目标上，对身心内外的一切都保持"超然的观察"；态度是正念的基础，练习中以开放、好奇的心态去经历那些或许以往熟悉的经验，并对一切身心经验都予以接纳；目标决定了练习者的成果，练习者需要制定一个练习目标；遵守规范是"正念练习的基石"，同时也能够为练习者带来成就感与满足感。这四个元素互即互入，它们可以被看作构成正念内涵的四个元素。

正念疗法治疗失眠症的具体操作如下：治疗师以团体或者个体的形式带领患者进行冥想，包括静冥想（身体扫描、呼吸冥想、坐位冥想等）和动冥想（行走冥想、进食冥想等）。在正念冥想练习中，患者用被动的态度观察其当下的、内部的感受。冥想结束与治疗师进行讨论，回顾练习中的感受，遇到的问题，如何应用正念解决失眠问题等。治疗师要求患者每天练习至少半个小时，但一开始建议上床前两个小时不要进行冥想，当患者熟练掌握正念冥想练习之后可以在上床前或者睡不着时应用。

以下介绍几种正念练习的主要技术。

①静坐冥想

作为正念训练最基本、最核心、最主要的技术，静坐冥想由四个循序渐进的过程——正念呼吸、正念身体、正念声音、正念想法构成。练习者通过静坐的方式消除杂念，不妄加评判地、有意识地观察呼吸的收缩和涨起，感觉到思绪产生直到消失的过程，体会身体内部的感受，体验外部的刺激。

②身体扫描

主要方法为：闭上眼睛，采用坐姿或者卧姿，按照从头到脚或从脚到头的顺序逐个位置扫描，精细地觉知身体的每一个部位。

③行禅（正念行走）

指的是在行进中进行的一种正念训练。练习时体会脚底与地面的触觉，体会抬脚、迈步和落脚的过程，尽量以充满兴趣和好奇的态度去体会和感受。行进时自然地、不加控制地呼吸，体验身体感觉，速度应慢。当注意力移开时，慢慢体察这种注意力转移开又转移回脚步的过程。

④三分钟呼吸空间

三分钟呼吸空间为一个耗时短、简单灵活且较为有效的正念训练技术。主要方法为：闭上双眼，体验此时的感受和情绪。练习者注意腹部的起伏，将注意力慢慢集中到呼吸上，以呼吸为中心去觉知身体整体。对身体进行快速扫描，注意并且命名身体此刻的异样感觉。

3）社会功能恢复

临床恢复期间，可以同时进行社会功能恢复，做好身体康复的同时，也要做好心理和社会功能的康复。患者要积极投入到有意义的事情上去，可以投入到针对新冠肺炎的友善互助的社会支持系统里，热心公益，充分利用微信、电话、视频等方式与外界保持交流，谈谈自己治疗康复的感受，通过帮助处于疾病过程中的人，重新树立生活信心。

（刘辉艳、刘艳华、王　健）

第二节　新冠肺炎后期中医心理
整体康复方案（第二版）

（供参考用）

（世界中医药学会联合会中医心理学专业委员会提供）

新冠肺炎疫情既威胁身体健康和生命安全，也会给患者以及参与抗疫的大部分医护人员带来心理创伤，甚至还可能留下长久心理阴影。新冠肺炎患者中一部分原来就有精神与心理障碍的，其病情会加重；原来有基础病的新冠肺炎患者，因为疫情刺激会诱发精神与心理障碍；一般新冠肺炎患者与参加抗疫的医务人员也有部分会诱发精神与心理障碍。为了坚持中西医并重，加强心理干预和疏导、有针对性地做好人文关怀，巩固和提高医疗救治成果，尽可能保证新冠肺炎相关人群得到有效的、彻底的康复，根据中医治未病思想中的"瘥后防复"原则，世界中医药学会联合会中医心理学专业委员会对新冠肺炎后期的中医心理整体康复问题提出如下解决方案。（本方案不涉及非新冠肺炎患者包括从事新冠肺炎治疗的医护人员和相关人员。）

一、指导思想

（一）三才整体
以中医天、地、人"三才整体观"指导新冠肺炎中医心理康复过程中因时、因地、因人运用各种药物和非药物疗法进行整体辨证论治。

（二）形神合一
新冠肺炎中医心理全部康复过程要体现"形神一体观"的基本原则。

（三）心主神明
强调"心主"对心理健康包括心身健康的统领作用。新冠肺炎中医心理全部康复过程，重点任务和目标是身体与心理康复、人格完善和社会功能完整。

二、康复分期

鉴于新冠肺炎的复杂性与病程特点、康复的主要目的和功能、不同时期的心理状态等因素，建议将新冠肺炎的整体康复分为两个阶段。

1. 短期康复

约需 2 周至 2 个月时间。本阶段患者住院或居家，疾病向愈，短期康复的主要目的在于缓解对疾病预后的焦虑情绪，改善睡眠，建立恢复健康的信心，适应正常的生活状态和作息规律，促进心身健康。对出现创伤后应激障碍或者其他具有明显精神或心理障碍的患者进行针对性的心理干预。

2. 长期康复

约需 2 个月至 3 年时间。本阶段干预人群出院或居家，长期康复的主要目的是健全人格特质和社会康复，增强社会适应能力，建立良好的防御机制，促进心身合一和社会交流，逐步恢复工作，走向社会。对于出现慢性创伤后应激障碍或者具有明显其他精神或心理障碍患者进行针对性的中医心理整体干预。

三、康复评定方法与评估技术

（一）短期康复

1. 一般检查参考专科检查标准

2. 新冠肺炎专项辅助检查评估

（1）影像学检查评估。

（2）呼吸功能评估。

3. 量表评估

（1）呼吸功能评估：如圣乔治呼吸问卷（SGRQ）、改良英国医学研究理事会呼吸困难指数（MRC）和 Borg 呼吸困难评分（Borg Scale），有评估需要的可选用以上一种或几种。

（2）咳嗽评估：新冠肺炎患者常出现咳嗽症状，可采用咳嗽症状积分表，曼切斯特咳嗽问卷（LCQ）和咳嗽专用生活质量问卷（CQLQ）等。

（3）睡眠质量评估：如睡眠状况自评量表（SRSS）；匹兹堡睡眠质量指数（PSQI）；失眠程度评估（ISI）；失眠首次结构化综合问卷（WIIQ）等。

（4）心理状态与发展水平评估：如症状自评量表（SCL-90）；焦虑自

评量表（SAS）；抑郁自评量表（SDS）；DSM-5 配套自评量表如抑郁自评 PHQ、焦虑评估 GAD7、筛查评估 PHQ4；创伤后应激障碍（PTSD）筛查量表；社会功能缺陷筛选量表（SDSS）；社会功能缺陷筛选量表（SDSS）。

（5）生活能力和生存质量评估：如日常生活能力量表（ADL）；Barthel 指数评定量表/评估量表；健康相关生命质量量表（SF12）；欧洲五维健康量表（EQ5D）和健康状况调查问卷（SF-36）等。

根据临床表现和个人需求适时选用。

4. 评估时间

2 周评定一次，观察近期康复情况。

（二）长期康复

1. 一般检查参考专科检查标准

2. 量表评估

（1）睡眠质量评估：同上。

（2）心理状态与发展水平评估：除上述相关心理量表以外，还可以进行明尼苏达多项人格测验（MMPI）、人格倾向量表（WPTI）、忆溯性人格发展量表（WMPI）。

（3）生存质量与社会功能评估：社会功能缺陷筛选量表（SDSS）、生活能力和生存质量评估（同上）等。

以上睡眠与心理量表根据临床表现和个人需求适时选用。

3. 评估时间

6 个月一次，观察中西医结合睡眠与心理康复、生活质量、社会功能整体康复结果。

四、康复指导

（一）短期康复

1. 康复对象　所有新冠肺炎患者。

2. 康复目标　主要目标是帮助新冠肺炎患者实现肺功能和身体功能恢复、睡眠与情绪与认知改变、生存质量和社会功能康复。

3. 康复时间　临床痊愈出院之后 2 个月，视康复情况进行评估。

4. 康复场景　以社区康复为主，居家康复为辅。

5. 康复技术

（1）推荐使用方药；或按国家卫生健康委、国家中医药管理局发布的《新冠病毒肺炎诊疗方案（第七版)》（以下简称《方案》）推荐的康复期方药服用。

（2）推荐使用中成药：根据《方案》康复期方药，根据病情可推荐使用类似中成药，如治疗肺脾气虚的六君子丸、四君子丸，治疗气阴两虚的沙参麦冬颗粒等。

（3）中医针灸推拿治疗：如针灸、穴位按摩与拍打、经络推拿等。（根据《方案》，出院2周内尽量减少与人接触，建议需要其他人辅助完成近距离的治疗视情况采用）。

身体调整：针刺、按摩与拍打，穴位可以选取肺俞、太渊、三阴交、足三里、内庭等，经络推拿选取肺脾经，手法都采取补法。

情绪调整：抑郁推荐选取神门、魂门、意舍、魄户，手法采取补神门、魂门，分推意舍，推揉魄户。焦虑情绪推荐选取志室、魂门、魄户、小天心。手法采取补神门、志室，分推小天心，推揉魄户。孤独感明显的推荐魂门、志室、意舍、魄户、命门，手法补魂门、志室，捏拿意舍、魄户，平补命门。

（4）膳食指导

根据中医理论，新冠肺炎治愈后，饮食宜清淡，逐渐增加饭量，不宜吃得太饱，饮食宜温，养气阴为主，糜粥自养，可渐渐地食用少量易消化的蔬菜、瘦肉，必要时可少食多餐。

禁忌：忌生冷，忌热性食物如桂圆；忌坚硬浓厚者；忌犬肉、猪肉、羊血；忌鱼肉；忌饮烧酒、酒肴、甘脆、肥鲜、油腻；忌食蛏、鳝鱼、羊肉、生菜、黄瓜、坚实难消化的食物，如：饼饵粢黍饴脯、炙枣栗等特殊食物；忌过饱。

（5）生活指导

2周内减少与家人的近距离密切接触，分餐饮食，做好手卫生，避免外出活动聚集，适宜增减衣物，避免劳累。出院后第2周、第4周到医院随访、复诊。

（6）中医心理疏导和治疗方法

1）简易心理支持：掌握患者人格与心理特点和疾病的预后规律，启发其正确对待疾病预后的积极心态，鼓励家人多陪伴、多倾听、多支持，以利于更好的身心康复。

2）中医心理疗法：可根据需要采取传统情志疗法、中医心理睡眠调控技术、创新中医心理治疗技术（调神导引技术—TIP 体系）等。

传统情志疗法：根据患者的病情和治疗者自身掌握的技术类型，可采取情志相胜法、移情易性法、开导解惑法、顺情从欲法等。

中医心理睡眠调控技术：针对轻中度失眠者，可以在医师的指导下，进行线上的自主调节。重度失眠患者可以选择专门的中医医师提供治疗服务。

创新中医心理治疗技术（调神导引技术—TIP 体系）：在对此次疫情中的患者进行治疗时，因再成长治疗需要一定的时间，不便展开，故应当以对症治疗为主，改变患者症状，在一定程度上给予患者自信心。

（7）中医功法训练：如八段锦、呼吸六字诀、太极拳功法、其他健身功法。

静功锻炼：是以站、坐、卧等外表静的姿势，配合意念活动和各种呼吸方法的一类养生功法，特点是外静内动、静中有动。

动功锻炼：居家练习八段锦、太极拳、六字诀等功法。

练功时须静心凝神，注重意守，循序渐进，不能急于求成。或从电视或网络上下载相关视频学习。

（8）自我调适原则：恬惔虚无，清静寡欲、节制饮食、安定内心、坚定信心。固护自身"正气"，包括增强体质、调整心态、完善人格、适应疫情环境与掌握相关预防和养生知识；"避其戾气"：注意季节更替，防范虚邪贼风；减少出门；出门遇人时、人多时、与人交流时戴好口罩，防止毒邪侵袭；回家后洗手。

（二）长期康复

1. 康复对象

心身康复尚未完全达到近期康复目标的新冠肺炎患者人群。

大多数新冠肺炎患者经历了近期康复（出院后 2 个月内）之后，身心方面得到了一定程度的痊愈。但大量临床研究证实，突发公共卫生事件给人的精神与心理疾病和睡眠带来的问题相对身体可能需要更长的时间才能得以真正恢复，精神与心理疾病是一种长期的慢性疾病，作为居家康复和社会康复要做好打"持久战"的心理准备。而且诱发的精神与心理疾病，由于发病前的某种人格倾向和人格发展问题，导致各种康复手段作用有限。精神与心理疾病复发率高、无论西药还是中药作用有限，给个人和家庭带来巨大痛苦。需要一个长期的缓慢调整与康复过程，特别是人格完善与社会康复问题比恢复期康复更加重要。

2. 康复目标

通过康复评定达到心身各项指标完全康复（基础病保持原有状态，或者发展速度减缓）。新冠肺炎居家康复过程指导，是指根据康复情况和个体需求，继续进行通过远程指导、睡眠与心理自主化调节、长期随访观察，促进彻底康复、人格和社会功能完善的过程。

3. 康复时间　2个月至3年（有的甚至时间更长）。

4. 康复场景　轻中症居家康复为主，也可去社区或者基层医院康复；严重者推荐到高级别医院或者专科医院治疗，随诊或定期复诊。

5. 康复方法与技术

（1）社区康复（短期康复）

利用专家资源，采用网络形式对武汉当地的医护人员和康复人员进行培训，鼓励社区康复；提供远程会诊和各种高清晰身体与生理功能检查、监测、评估和中西医康复设备。

（2）居家康复（长期康复）

为当地培养一批能够走进家庭的"居家康复"（中医居家养老康复服务的专业人员），或者组织其家庭成员进行培训；建立居家服务站点；提供远程会诊和各种高清晰身体与生理功能检查、监测、评估和中西医康复设备。

（3）远程康复指导

1）网络睡眠测量。

2）远程心理测量。

3）远程中医咨询（根据四诊中的三诊提供中成药以及某些非处方中药调节）。

4）网络自助调节：在专业医师的指导下，针对新冠肺炎康复人群的抑郁、焦虑情绪、强迫症状与思维等进行网络化的自助调节，实现居家康复。

5）远程咨询师咨询：包括睡眠、心理、中医科普、公共卫生知识、养生知识、家庭健康、家庭教育等。

6）网络科普课程讲座。

（4）养生康复

1）起居有常：保持规律作息，保持跟平时一样的睡眠时间，适当户内运动，寻找适合自己的兴趣爱好，如阅读、写作或者家庭娱乐方式，抵御外邪。

2）饮食有节：要求合理调配饮食，保持营养充足均衡，保证食物安全卫生，不可恣意妄食，需有所节制。

3）恬惔虚无：节制欲求，淡名利，禁纵色，少嗔恨，不嫉妒，保一方清净，守心神不乱。心神安宁，行为坦然，气机顺达，维持基本心理平衡，不惧疫病。

4）悦纳自我：悦纳自我，安然当下，积极行为。理性地自我观察、自我认定、自我判断，不盲目跟随，不疑神疑鬼。

（汪卫东、王　健、洪　兰、林颖娜、吕学玉、
李桂侠、杜　辉、张锦花、王处渊、张　良等）

第六章　特殊人群新冠肺炎的防治

疫情下相比居家隔离人员或普通大众，确诊患者、疑似患者、一线医护防疫人员、因疫去世患者家属面临着更大的心理挑战，他们出现心理和精神问题的可能性明显增高。本章着重分析以下九类特殊人群的应激心理特征及心理调适策略，力争做到通俗易懂、简单实用。

第一节　一线医务人员

在抗击新冠肺炎的战役中，一线防疫人员作为前线战士面临着巨大的身心压力，特别是重点疫区医院的发热门诊、呼吸科、急诊科、感染科、重症医学科等科室的医护人员已经临近职业耗竭，他们要竭尽全力施救，还要面对医学的局限性、医疗防护物资的短缺及被感染的风险等。

一、心身反应

对于一线的医护人员，尤其是工作在隔离病房的工作人员，往往承受着双重压力，即隔离与被隔离、控制感染和被感染的高危人群、救助者和需要救助者，往往处于强烈的应激状态，心理健康容易受到影响，出现心身反应。研究显示，一线医护人员的心身反应主要表现为心理症状、疲乏感和消化系统、神经系统的躯体症状等。其中常见的心理症状为抑郁、焦虑、强迫、愤怒、紧张等，躯体症状主要为疲乏、头晕头痛、纳差、失眠、不适感等。

在身心双重压力下，个体首先会调动内部及外部资源进行自我调适，当调适失衡时可能产生一系列的生理心理问题，表现为注意力不集中、记忆力减退、反应迟钝、判断和理解能力下降、自我评价降低、决策困难等。

二、心理调适

（一）合理认知

1. 尊重客观事实，接受自身和医学技术的局限性。

2. 积极自我对话，接受失败和不完美，肯定自己的付出、专业能力和自我价值。

3. 充分理解患者，不将患者的不满当作对自己的不满，避免增加心理压力。

4. 觉察、接纳自己的负面情绪，并允许它们存在，允许自己做适度的宣泄。

5. 加强心理防护，适度关注媒体对疫情的报道。

（二）调畅情志

1. 觉察自己异常的情绪体验或情绪状态，如焦虑、恐惧、抑郁、睡眠问题等，必要时可通过相应的心理评估量表来判定自己的心理健康状况。

2. 宣泄负性情绪，如大哭一场，与信任的朋友或同事倾诉内心感受。

（三）积极行为

1. 避免长时间工作，适当安排休息，适度脱离病房环境。

2. 根据自己的能力做事，当无力承担重负时，允许自己示弱。

3. 因地制宜地做一些肌肉放松训练，也可以做八段锦、瑜伽、冥想等。

4. 饮食清淡丰富，补充维生素 C 保持自身的免疫力。

5. 在休息时可以听一听轻音乐，做一些让自己愉悦的事情。

（四）放松身心

在负性情绪的影响下，个体可出现一些躯体反应，如呼吸急促、肌肉发紧、坐立不安等不适，此时通过放松练习，不仅可以缓解身体不适，还可以进一步平复负性情绪，以期获得内心的平静。

1. 平缓呼吸法

步骤简单，可随时随地进行，从吸气、屏气到呼气均默数 5 秒，吸气时，通过鼻腔缓慢而充分地将空气吸到身体最深处，呼气时，则通过鼻腔或口腔缓慢呼出，在此过程中，可将手掌置于腹部，感受其起伏变化。待完全呼出气体后，可正常呼吸 2 次，循环上述步骤，每次可练习 3～5 分钟。

2. 肌肉放松法

个体通过特定的顺序有意识地感受身体主要肌肉群的紧张和放松，从而充分放松自己的身体，缓解生理乃至心理层面的高唤醒水平。在具体操作时可以采用平躺或端坐的姿势，放松顺序，可遵循自上而下，从头到脚，反之亦可。

（五）寻求帮助

1. 在工作允许的情况下，尽量保持与家人和外界联络、交流，排遣不良情绪，寻求心理支持。

2. 如出现失眠、情绪低落、焦虑等应激反应，可使用世界卫生组织心理健康自评问卷（SRQ-20）、焦虑自评量表（SAS）、抑郁自评量表（SDS）、睡眠状况自评量表（SRSS）进行自我评估、自我调适。

3. 如果生理心理状态持续得不到改善，应及时调整工作岗位，寻求专业心理帮助。

第二节　确诊患者家属

确诊患者的家属也是需要密切关注的群体，当家中有人生病，尤其是病情复杂、较为严重的，家属常常出现如担心、焦虑、悲伤等负面情绪，患者家属不仅担心患者的病情和不良后果，同时作为密切接触者，还会担心自己有被传染的可能性以及对整个家庭带来的影响，面临较大的心理压力。

一、心身反应

确诊患者家属往往属于密切接触人群，需要进行隔离观察，除了担心家人身体健康状况以外，还担心自己的身体状况，加上新冠肺炎缺乏特效药和疫苗的情况，会导致确诊患者的家属出现怀疑、担心感染、惊慌失措等焦虑情绪，同时诱发心悸气短、疲乏无力、失眠等躯体症状。部分人员因为畏惧隔离和从内心拒绝感染新冠肺炎，还会出现否认、隐瞒与侥幸的心理。

二、心理调适

（一）合理认知

1. 通过权威机构了解疾病研究治疗进展，通过专业医务人员了解亲人的治疗现状，对自己染病或者被排除的各种可能做好相应的思想准备。

2. 学会觉察、认知自己的情绪，如恐惧、焦虑、抑郁等，接纳并允许存在。

（二）调畅情志

1. 选择适当的场合宣泄不良情绪，如向至亲好友倾诉内心的压抑和委屈。

2. 通过心理暗示的方式进行自我情绪调节，如默念"会好起来的"，调动内在因素，发挥主观能动性。

3. 用转移注意力的方法调节不良情绪，如上网、看书、看电视等。

（三）积极行为

1. 积极配合医疗机构进行隔离或医学观察工作，早发现、早治疗。

2. 做好自我防护，对自己、家人、社会负责。

3. 用写日记的方式记录每天的生活内容和内心感受，包括愤怒、委屈、焦虑、怀疑等，释放和缓解负面情绪。

4. 保证充足的睡眠、健康的饮食和适度的活动，减轻焦虑，增强机体免疫力。

（四）放松身心

正念冥想或者放松功的方法可以有效缓解紧张、焦虑的情绪。六字诀，参见第二章相关静功内容。

（五）寻求帮助

使用世界卫生组织心理健康自评问卷（SRQ-20）、焦虑自评量表（SAS）、抑郁自评量表（SDS）、睡眠状况自评量表（SRSS）进行自我评估，自我调适。

如果感到自我应对困难，可拨打心理热线或向专业心理治疗师求助。

第三节　因疫去世者家属

新冠肺炎发病后期病情发展迅速，在猝不及防间夺走了一些人宝贵的生命。作为逝者的家属，在这次疫情中面临着难以想象的内心挑战。由于传染病特殊管理规定，家属不能做最后的告别，可想而知，逝者家属处于怎样的悲痛之中，他们是急性应激障碍、创伤后应激障碍的高危人群。

一、心身反应

新冠肺炎给许多家庭带来了哀痛，由于家庭有人员因感染新冠肺炎而去世，面对这种突发的重大生活事件，不能接受事实、不能承受打击或打击过度，进而产生悲伤、麻木、不知所措等状态，严重的还会出现濒死感。逝者家属还会否认家人的离去，在别人安慰的时候因为不能接受事实而出现冲动、愤怒、敌对的状态。

逝者家属经历一系列心理反应过程，我们称之为哀伤过程。即在面对突如其来的亲人去世，家属处于震惊和茫然之中，不相信亲人已经离世，当意识到这一切都是事实的时候，会控制不住情感暴发，大哭不止，甚至出现冲动、愤怒、敌对行为。经历哀伤过程的人属于自杀高危人群，特别是对失去多位亲属的人要给予特别关注。

二、心理调适

（一）合理认知

1. 容许自己和家人感到悲伤、内疚、自责、焦虑、抑郁，这些都是自然的哀伤反应，也是自我疗愈的自然过程。

2. 每个人的哀伤节奏是不同的，需要足够的时间消化哀伤反应。

3. 不要用有害方式处理哀伤情绪，如赌博、酗酒等。

（二）调畅情志

1. 找信任的倾听者合理宣泄由不幸带来的焦虑、抑郁等情绪，而不是压抑、回避。

2. 尽量用语言表达内心的感受和对逝者的回忆，允许反复哭泣和诉说。

3. 可以把内心的痛苦感受写出来或者录下来，缓解压抑情绪。

4. 转移注意力，有助于缓解因失去亲人造成的自我毁灭等负性情绪。

（三）积极行为

1. 让家人，包括孩子及时得知亲人去世的消息。接受丧亲的现实，避免因通知延迟而产生家庭冲突。

2. 与家人一起经历哀伤过程，如共同举行悼念活动、追忆逝者的言行、整理和妥善处理逝者的遗物、在日常谈话中自然提到逝者等。

3. 及时、简洁、清晰地告知儿童家人去世的消息，由情绪稳定的成年人照顾儿童的生活，给儿童安排稳定和规律的生活，允许儿童选择与家人一起参加悼念活动，每天留出亲子时间，对儿童及时聆听、肯定和回应，教儿童表达情绪，放松减压，一起做些开心的事。

4. 请儿童共同参与家庭生活秩序重建，但不要让儿童承担与年龄不相符的家庭责任。一家人尽可能住在一起，相互照顾，相互安慰，放松减压，恢复家庭正常生活秩序。

（四）放松身心

保险箱技术是一种通过想象方法来完成的负性情绪处理技术，其原理是通过有意识地对内心积攒的负性情绪进行"打包封存"，从而使自我可以在较短的时间内，从这种负性情绪及消极观念中解救出来，"闭其锋芒"，实现个体正常心理功能的恢复。在保险箱的练习中，个体可以把与负性情绪相关的一切东西锁进一个保险箱，并且由自己掌管钥匙。是否打开以及何时打开保险箱的决定权在自己，这样个体就可以在做好充分准备的前提下，重新触及那些带来负性情绪的压力，并探讨相关的事件。

（五）寻求帮助

1. 觉察自己的情绪心理状况，使用世界卫生组织心理健康自评问卷（SRQ-20）、焦虑自评量表（SAS）、抑郁自评量表（SDS）、睡眠状况自评量表（SRSS）进行自我评估、自我调适。

2. 如出现严重的失眠、焦虑、抑郁等，且无法通过自我调适获得改善和缓解，可以向专业的心理治疗师寻求帮助，如果经过专业心理评估，需要转诊者，应及时进行精神科干预。

第四节 老年及慢性病患者

在疫情面前，每个人都会出现不同程度的应激反应，老年人也不例外，特别是那些年纪较大、患有慢性基础病的老人，双重压力叠加，导致他们的焦虑情绪翻倍。情绪的出现与每个人面对外在冲突时的自我应对能力密切相关。当外在压力强度远远大于个人所能承受的范围时，便会出现恐慌、害怕、焦虑、抑郁等情绪。

老年人属于社会弱势群体，由于年纪大，免疫力相对低下，个体缺乏生命掌控感，个体调节能力也相对较差，加之老年病缠身，在病毒面前不堪重负。事实也证明此次因疫去世的大多为患有基础病的高龄老人。在恐惧、焦虑情绪的影响下，老年患者面临很多现实问题，如不敢去医院看病开药、自身病情出现波动不敢住院治疗、病情突发因床位紧张得不到及时救治等。解决心理问题之前首先要解决现实问题，因为现实问题是老年患者心理问题最大的压力源，也是个体的心理需求点。

一、心身反应

老年及慢性病人群因为自身免疫力低下，是新冠肺炎的易感人群。他们比平常人更容易出现紧张、害怕、不安、担忧、无助、绝望等情绪，同时因为负性情绪产生心悸气短、头晕头痛、胸闷胸痛、失眠等各种躯体症状。

二、心理调适

（一）合理认知

1. 导致情绪反应的不是事件本身，而是对事件的认知方式。通过改变思维方式可以缓解情绪。

2. 建立对新冠肺炎疾病的客观认识，通过官方媒体了解准确的疫情信息，不传播和轻信来自非官方渠道的疫情信息，以免造成不必要的盲目乐观或恐慌心理。

（二）调畅情志

1. 若发现自己存在恐惧、焦虑等负面情绪，先试着接纳自己的情绪，然后通过向家人诉说、放松训练等方式进行排解。

2. 借助传统的琴、棋、书、画，调畅情志，使情绪趋于淡定平和。

3. 借助五音疗法，即宫、商、角、徵、羽五种音律调畅情志以达舒神静性。

（三）积极行动

1. 保持原来的作息、饮食规律，注意个人卫生习惯，外出时做好个人防护，若出现发热等疑似症状，应冷静对待，到定点发热门诊寻求诊断和治疗。

2. 有慢性病的患者需要规律服用治疗药物，不要自己擅自调整用药，避免使病情波动或反复。如果病情有波动，还是建议在做好自我防护的基础上，及时到医院就医。

3. 到医院取药是安全的，一方面做好自身防护，戴好口罩，保持手部清洁，另一方面医疗机构都在按照要求严格落实传染病防控措施，如北京市要求门诊患者在进入诊室前两次检测体温，以便第一时间筛查出疑似人群。同时，医院设有专门的发热门诊，与普通的门诊区域是分开的，所以常规到医院看病是安全的，一般不会被传染。

4. 疫情期间，避免不必要的外出，与家人共同学习疾病防治知识，关注家人的身心健康，营造良好的居家氛围。

5. 保持良好的情绪状态，与家人共同进行棋牌等游戏，与亲属、朋友等通过手机、互联网等进行沟通交流，形成互相关爱的支持系统。

6. 给自己制定一个新的健康生活时间表，保持规律的作息，尝试每天在家中进行运动，如太极拳、八段锦、六字诀、站桩等。

（四）放松身心

八段锦是中国古代传统的健身功法，源于南朝梁代，形成于宋代。它融合了中医的脏腑、经络学说等理论，是中医养生与治疗学的重要部分。新冠肺炎患者多以寒湿为主，八段锦可通过八个动作锻炼人体四肢，达到强身健体、气血畅通的效果，从而提升人体的阳气以及代谢功能，增强自身对抗湿毒的能力。个体可根据自身的健康状况循序渐进地锻炼。

（五）寻求帮助

1. 可尝试使用世界卫生组织心理健康自评问卷（SRQ-20）、焦虑自评量表（SAS）、抑郁自评量表（SDS）、睡眠状况自评量表（SRSS）进行自我评估、自我调适。

2. 如果感到自我应对困难，负面情绪状态持续得不到改善，及时通过互联网或心理援助热线寻求专业帮助，必要时及时到医院就诊。

第五节 青少年

在疫情持续蔓延的情况下，各地中小学校相继宣布推迟开学时间，原来规律的生活、学习秩序被打乱，学生们被迫"宅"在家里，激情无处释放，出现烦躁不安、不知所措、作息黑白颠倒，有些学生无视父母的规劝沉溺于网络游戏不能自拔，导致出现家庭矛盾和冲突。受疫情影响较大的当属各地的中考和高考学生，在关键的冲刺阶段，学习压力、升学压力、青春期成长压力交汇在一起，加重了他们焦虑、抑郁情绪，积攒的负性情绪如果不能得到有效释放，极易发展成焦虑、抑郁的临床症状和适应性障碍。

一、心身反应

青少年基本都是中学的学生，一方面承受学业的压力，另一方面由于社会经历不足，缺乏应对突发事件的能力。对于成长中的青少年，出现一些消极的心理应激反应和躯体症状是在所难免的。主要表现为不良的情绪，如莫名焦虑、担忧、惊慌、恐惧，由于缺少群体娱乐活动感到无聊、烦闷，在学习时难以集中注意力等；出现消极的行为，如回避或逃避应当做的事情；出现躯体症状，如食欲减退、胃肠不适、疲劳、失眠等。

二、自我调适

（一）合理认知

1. 学会觉察出现的情绪变化，当焦虑、烦躁、恐惧、抑郁等情绪出现时，提醒自己这些情绪的出现是正常的，尝试去接纳它们并允许自己适度宣泄。

2. 寻找导致情绪出现的原因和线索，分析它们是事实还是不合理的想法，尝试修正不合理的认知。

3. 多关注疫情正面信息，提高信息判断能力，不信谣、不传谣，根据信息发布方的公信力、信息的支持证据和逻辑作出鉴别判断，避免受谣言误导。

（二）调畅情志

1. 当压力过大，感觉自己撑不住时，找一个没人的地方痛痛快快地哭一场。

2. 在家里准备一些减压设施，比如健身器材、宣泄沙袋、拳击袋等。

3. 把不开心的事情写出来，可以是日记，也可以是随笔，不需要写作文采和语言修饰，不做评判。

4. 用手机 App 约同学、伙伴们一起运动、一起"K 歌"，释放不良情绪。

（三）积极行为

1. 制订一个全面的生活计划，计划中要包含学习、做家务、锻炼、娱乐、休息的内容，并努力遵照执行，尽快适应新的生活情境。

2. 按照学校的要求有计划地完成规定的学习任务，充分利用网络资源进行拓展性学习。

3. 保持规律的作息和睡眠节律，不熬夜、不赖床，控制刷手机时间。

4. 选择健康饮食，多吃水果蔬菜，即使不出门，也要注意个人卫生。

5. 坚持每天锻炼，选择适合的锻炼方式，如健身操、垫上运动、街舞、瑜伽、健身 App 等。

6. 维护人际交往，与不能见面的家人、朋友、同学等保持积极联系，表达彼此关心。有情绪波动时，可向亲友倾诉，可以为压力较大的亲友提供力所能及的情感支持。

7. 家长最好和孩子一起做家务，这是增进亲子之间相互了解的机会。父母情绪的稳定性对孩子的心理状态影响很大，父母平和的心态会增强孩子的安全感。父母应尊重青春期以及刚成年的孩子对独立和独处的需求，凡事多商量、少管制，更不能粗暴干涉。

（四）放松身心

多数学生因考前焦虑出现睡眠问题，对于失眠，国内外首选的治疗方法是失眠的认知行为治疗，简称 CBT-I，为了便于操作，北京大学第六医院睡眠医学中心将这种方法简化为"上、下、不、动、静"五步疗法，即：

1. 晚上 10：30 上床，上床后常规进行身体扫描练习，促进入睡。

2. 早晨 6：00 起床。

3. 不补觉、不午睡、不赖在床上做与睡眠无关的事情。

4. 白天有氧运动 1 小时。

5. 每天静坐正念呼吸练习 1 小时。

（五）寻求帮助

1. 可使用世界卫生组织心理健康自评问卷（SRQ-20）、焦虑自评量表（SAS）、抑郁自评量表（SDS）、睡眠状况自评量表（SRSS）进行自我评估、自我调适。

2. 若负面情绪状态持续得不到改善，及时通过互联网或心理援助热线寻求专业帮助，必要时及时到医院就诊。

第六节　孕产妇和儿童

面对突如其来的新冠肺炎疫情，相比其他人，孕产妇这类处于生理与心理特殊时期的人群面临着更多的挑战，不仅由于生理上免疫力相对低下所带来的弱势地位，更是由于生命特殊时期复杂的心理环境所带来的多方面挑战，因此孕产妇是最脆弱的人群，更容易出现恐慌、焦虑、抑郁等应激情绪。疫情期间的各种管控措施会给孕产妇带来诸多不便，也会使其产生很多担忧的想法，比如，定期产检不能如期进行怎么办、担心产检时被病毒感染怎么办、生病后很多药物不能使用怎么办、胎儿是否会被遗传等。

儿童虽然无法理解目前的情况，但通过周围成人的行为情绪变化，而感知到危险的存在，由此也产生相应的情绪反应。由于儿童的表达方式不同，8 岁以下的儿童可能会出现过分纠缠亲人、难以与亲人分离等表现；9～12 岁的儿童可能出现发脾气或攻击他人等情绪反应。

一、心身反应

孕产妇由于处于特殊的时期、儿童缺乏控制情绪的能力，都容易受到外界的影响。心理上容易出现紧张、焦虑、害怕、不安、担忧、无助等情绪，时间长了还可能产生抑郁情绪，对外界和他人反应过度，易激惹；在躯体症状上容易出现内分泌失调、失眠、胃肠不适、头晕头昏、惊悸、呼吸困难等症状。

二、心理调适

（一）合理认知

1. 觉察自己的情绪，正确看待情绪反应，孕产妇处于生理和心理的特殊时期，在疫情影响下，更容易本能地感到紧张、恐慌，甚至焦虑，要学会接纳自己的情绪反应，减少自责等负性情绪。

2. 寻找导致情绪出现的原因和线索，分析它们是事实还是不合理的想法，尝试修正不合理的认知。

3. 避免信息过载，查看权威的资讯，客观真实地了解疫情相关信息，提升内心的确定感，避免疫情所带来的过度恐慌和紧张。

（二）调畅情志

1. 把不开心的事情写出来，可以是日记，也可以是随笔，不需要写作文采和语言修饰，不做评判。

2. 多听一些舒缓疗愈的音乐，适度活动，做一些能让自己愉悦的事情，只要身体状况允许，尽量减少卧床时间，避免胡思乱想。

（三）积极行为

1. 孕产妇

（1）尽量不外出，居家休息，营造一个安静、舒适、整洁的生活环境。

（2）合理安排生活，保持规律的生活作息，学习孕产期相关知识，了解自身生理、心理变化，做适当的家务和体育运动，增加生活掌控感。

（3）寻找情感支持，在情绪不好时，可以通过转移注意力、去做自己喜欢的事情、跟家人朋友们倾诉宣泄。

（4）按照医生建议进行产检，去医院时不必过度紧张，做好自身和家属防护，遵守医院的防控要求。

2. 儿童

（1）对于儿童提出的各种问题，包括疫情、疾病、死亡等问题，家长要保持温和耐心的态度，不回避、不批评、不忌讳，根据儿童的年龄和理解力给予适宜的回答。儿童要保持正常的作息和生活秩序，合理安排学习、娱乐和居家运动锻炼，不过度使用电子产品。

（2）家长应保护儿童免受过多负面信息的干扰。根据儿童的年龄段和认知特点，告知简单、清晰、必要的信息。

（3）家长应保持情绪稳定，营造安全、和谐的家庭氛围，保障儿童内心的安全感。多陪伴儿童，多读书、讲故事、做亲子游戏。对出现烦躁不安、焦虑、恐惧等异常情绪表现的儿童，可以多抚摸、拥抱、陪伴入睡等，通过增强亲子关系重建安全感。

（四）放松身心

1. 做腹式呼吸放松训练，每天早晚各花三分钟的时间进行腹式呼吸，把注意力带到呼吸上，用鼻子深而短地呼吸，用嘴巴非常缓慢地呼气，一边呼吸一边和自己说：随着我的每一次呼吸，我的身体很放松。

2. 给身体减压，通过改变身体的姿势来给自己的身体进行减压放松，例如做手指操、颈部操或泡个热水澡等。

3. 享受安静的独处，看一本有趣的书或娱乐节目，做手工编织，与儿童做亲子游戏，等等。

（五）寻求帮助

1. 通过科普文章、心理热线咨询等方法获得情感支持，及时排遣不良情绪。

2. 使用世界卫生组织心理健康自评问卷（SRQ-20）、焦虑自评量表（SAS）、抑郁自评量表（SDS）、睡眠状况自评量表（SRSS）进行自我评估、自我调适。

3. 若负面情绪状态持续得不到改善，及时通过心理援助热线寻求专业帮助，必要时及时到医院就诊。

第七节　社会服务人员

要保证疫情得到有效控制、居民生活正常有序，离不开社会各行业一线服务人员的辛苦付出。尤其是重点疫区的警务人员、交管人员、社区服务人员，他们的工作压力非常大，每天要接触形形色色的人，由于防护措施有限，常常担心被感染。压力和耗竭会导致他们出现应激反应，恐惧、焦虑、担心是这个群体主要的心理特征。

一、心身反应

在新冠肺炎疫情中，有许多社区人员和志愿者等社会服务人员，他们在付出的同时，作为接触人员众多的人群，感染的风险自然就会增大。在面对疫情的特殊状态下，容易与对隔离、登记、测体温等不满意的人群产生冲突，容易出现恐惧、烦躁不安、焦虑、多疑、易激惹、自责等情绪反应，同时出现反复消毒、担心被传染等强迫症状与强迫思维，出现失眠、心悸、头晕、头痛等躯体症状。

二、心理调适

（一）合理认知

1. 通过正规渠道了解疫情信息和防护知识，掌握疾病的传播途径，减少负面信息的影响。

2. 觉察并接纳自己出现的恐惧、烦躁、焦虑等负性情绪，不应怀有羞耻感，认识到它是正常的情绪反应，勇敢面对情绪并学会适度宣泄。

3. 维持稳定的心理状态有助于减轻压力、提高自身免疫力。疫情带来的忙碌要持续一段时间，做好身体上和心理上的准备。

（二）调畅情志

1. 当感觉自己撑不住时，找一个没人的地方痛痛快快地哭一场。

2. 在工作场所放置减压设施，比如健身器材、宣泄沙袋、拳击袋等。

3. 进行放松训练、正念、冥想等，帮助改善烦躁不安、焦虑等情绪状态。

（三）积极行为

1. 合理设置值班、工作持续时间、轮休制度。

2. 在工作中做好自身的防护，把感染的风险降到最低。

3. 与家人和信任的朋友说说话，分散和转移注意力。

4. 做一些便捷的室内运动，如瑜伽、八段锦、站桩、健身 App 等，既可以减压，又能强身健体。

（四）放松身心

站桩是古代的武术基本功法，方法如下。

1. 两脚分开，与肩同宽。

2. 调整身心，放松身体，平稳呼吸，心态平和。

3. 稍屈膝，似蹲似站，双手合抱，两手高度在胸腹之间，五指撑开，两手心相对，两手距离以舒服为度，呈抱球状。

站桩可以帮助培本固元、扶助阳气、疏通经络、培补气血、出汗、排湿、排寒、排毒，最重要的就是让身体放松下来，中间有几个要领需要把握：第一点就是虚顶领劲；第二点是含胸拔背；第三点是松腰坐胯；第四点是膝关节放松。站桩不难，难在坚持。不要把站桩当成是练功，而要当成是生活。开始练的时候也许是身体的需要、疾病的需要、精神的需要，到后期，不知不觉会发现，其实是你内心的需要。

（五）寻求帮助

1. 长期的应激状态可能会导致心理弹性降低，可使用世界卫生组织心理健康自评问卷（SRQ-20）、焦虑自评量表（SAS）、抑郁自评量表（SDS）、睡眠状况自评量表（SRSS）进行自我评估、自我调适。

2. 若负面情绪状态持续得不到改善，及时通过互联网或心理援助热线寻求专业帮助，必要时及时到医院就诊。

（刘艳华）

第七章　后疫情时代对未来健康促进的中医心理学思考

新冠肺炎防治虽然取得了重大进展，但疫情并没有结束，后面的疫情发展虽然从眼前看，似有胜利在望之势，但取得持久胜利还需要社会各界齐心协力，协同作战。从长远来看，此次新冠肺炎病毒未来到底何去何从，将给世界带来怎样的影响都还不得而知。疫情给我们国家乃至世界各个方面带来的损失与影响无疑是重大的，带来的思考也会涉及方方面面。这里，我们只是从医学的角度提几点思考。

第一节　新冠肺炎疫情带来的沉痛教训

2003 年 SARS 之后，政府、专家、社会、大众的健康促进意识与时代发展同步，虽然在疫病防治和疫情应对方面有了一些经验，但遗憾的是，某些不健康的大众生活方式并没有得到改变。生态环境、自然气候、经济发展、现代化进程（如城镇化进程加速、人口密集化程度迅速增高、交通发展迅速带来的人员流动加速）等一系列因素，对传统民族的生活方式（小农经济、田园住宅、人口稀少、人畜共宅）提出了巨大挑战，人们还没来得及考虑这个时代给新的疫情发生发展带来的可能影响及其应对策略，第二次疫情就发生了，后果和损失不言而喻。中国有句古语，"吃一堑长一智"，我们需从公共卫生策略、科研合作、政府政策机制、社会支持、中医药的参与及健康卫生普及等方面反思。临床医学需要重视中医药的参与，疾病预防与健康促进则需要全民的参与。抗击疫情需要医务人员的奉献，健康促进则需要人人参与。中医药学在抗击"非典"的斗争中已经初试身手。事实表明，对于疫情防控和患者救治具有更大的价值和更好的效果。中医药救治的"非典"患者，死亡率比西医低得多，且无副作用。名中医邓铁涛团队在抗击"非典"过程中创造的"四个零"的光荣纪录（零死亡、零转院、零医务人员感染、零后遗症）现在正在被抗疫一线的广大中医队伍继承着，发扬着，这是令人自豪和欣慰的。但还需要在具体政策与投入上进一步支持，并且重视和加强中医治未病的预防意识，特别是中医心理学在疫病防治方面的精神与心理支持。

第二节　抗疫过程积累的几点经验

一、国家主导

国家在疫情期间承担着社会管理和防治的主要责任，也是疫病防治的主导力量。正如中国驻南非大使林松添先生在答记者问时所指出的那样，他总结出了六个方面的重大成就：一是疫情暴发后，习近平总书记亲自指挥部署全党全国抗疫阻击战，把保护人民的生命和健康安全放在首位，并将其作为自己和全党各级组织和各级政府工作的首要任务，全体共产党员和各级领导干部始终战斗在抗疫最前线。中国共产党带领全国人民团结一心，众志成城，在如此短的时间内迅速有效遏制住了新冠肺炎疫情的蔓延；二是中国在武汉 10 天左右建成两座共计 2600 个床位的传染病专门医院，并同时在湖北建成了 15 座共上万个床位的方舱医院，迅速解决了当地新冠肺炎患者的住院和治疗问题；三是中国全民动员，令行禁止，全体 14 亿人民听从党和政府指挥，为在如此短时间内有效阻断新冠肺炎疫情的传播和扩散提供了可能；四是中国紧急动员全国其他各个省（区、市）200 多支医疗队、3.2 万多名医务人员和大量医疗与生活物资紧急驰援武汉市和湖北省；五是中国动员 19 个省（市）对口驰援湖北除武汉以外的 16 个地市，团结协作，共同打响湖北疫情歼灭战；六是中国迅速启动全国联防联控机制并高效运行，确保习近平总书记和党中央的指示要求和部署立即传达至每个社区和乡村、每位党员和公民，并迅速落实到位，中央和地方政府在财政上确保抗疫资金和物资保障。

二、社会动员

这场防控疫情的斗争，是一场没有旁观者的全民行动，更是一场人民战争。自觉的人民战争和自发的群众行动是不同的，前者是自觉而有组织的，是我们应有的选择。因为，疫情防控涉及所有人，无人能够置身事外，因此必须把每个人都动员起来，让每个人都参与进来，齐心协力共同和疫情做斗争，这是打一场人民战争的必要性；我们党具有走群众路线的光荣传统，懂得如何宣传群众、动员群众、组织群众、依靠群众，这是打一场人民战争的可能性。从城市到农村，从单位到楼宇，从社区到家庭，人民群众都行动起来了，进入登记，测量体温，设施消毒，落实隔离措施，核实发放出入证件等。实践证明，组织和依靠人民群众，不但为疫情防控提供了坚强保证，而且有利于改善党和人民群众的鱼水深情、血肉联系。

本次疫情发生后，上战场的不仅是医护人员，还有后勤，如最基本的医疗防护治疗用品、水电、食物的生产调配。控制感染源、切断感染途径，同时保证人们的生存、生活需求，教育工作需求，从社区工作人员、交通管制人员、宣传、快递、餐饮、工厂、学校都全面动员。法律网上有一个帖子"你的专业能为疫情做什么"，充分体现了人与人的紧密联系。世界同呼吸，共命运。武汉的疫情不控制，就影响湖北，湖北疫情不控制，将影响整个中国。我们的国民从国外买回的口罩很多都是从我国出口的，如果我们不能控制疫情，恢复生产，最终来自中国工厂的物资也会缺货。

三、专家倡导

在这次抗疫过程中，医学领域专家成为"理性评估疫情，正确对待疫病"的倡导者、呼吁者，给国家、政府、社会、家庭与个人以专业指导，不断根据疫情变化，研究疫情变化新动向，总结专业研究的新成果，同时积极汲取国内外最新研究成果，不断更新和发布各种专业《指南》《诊疗规范》；引领大众科学防护，做好抗疫工作。

四、家庭支持

中国人在历次面对重大公共卫生事件时，都体现出中华民族难得的"家国情怀"，"家是最小国，国是千万家"。无论是 2003 年抗 SARS 期间，还是眼前的这次抗新冠肺炎战役，很多家庭夫妻参战、父子参战、母女参战、几代人参战，涌现出许多可歌可泣的动人故事。这正是几千年的中国传统文化与中国家庭文化营造的氛围。

五、个人参与

个体必须服从全国抗击疫情的大局，做好自己，服务他人，贡献社会。

不恐慌，也不制造恐慌；不信谣，也不传谣。人人都要有家国情怀，把积极参与抗疫过程作为实现个体"修身、齐家、治国、平天下"的自我精神修炼过程。应对封城和各小区特殊管制要有整体观，主动适应社会，适应当前的抗疫形势，个人和家是一个整体，城市是一个整体，国家也是一个整体，是紧密联系在一起的。做好自己的防护工作，做好家庭的防护隔离，合理地遵从小区的管理、应对封城，是我们在尽自己的能力抵抗疫情，也是帮助我们国家尽快结束疫情。国家能抗住疫情，我们每个人的生命健康也更加有保证。每个人的生命健康，也是每个家庭的期待，更是国家"为人民服务"的最高目标。

以上五个方面在这次抗疫过程中表现非凡。一次疫情，我们失去了很多，也得到了很多。我们不能好了伤疤忘了痛，我们必须思考更多的问题。

第三节　对未来中国健康促进的中医心理学思考

一、健康促进需要中医智慧

健康促进，是指运用行政的或组织的手段，广泛协调社会各相关部门以及社区、家庭和个人，使其履行各自对健康的责任，共同维护和促进健康的一种社会行为和社会战略。健康促进不是一个局部工作，不是国家卫健委和国家中医药管理局能够完全担当的宏伟事业，我们需要在更加广泛和深远的意义上检讨个体与自然、个体与家庭、个体与社会、家庭与社会以及几十年来随着中国经济社会发展的中国医学发展的得与失。我们需要考虑医学和心理学完全照搬西方模式，包括基础医学、临床医学、临床心理学，包括医学管理模式给中国医学发展带来了哪些问题？如果说，顶层设计很重要，那么比顶层设计更重要的是决定顶层设计的思想观念转变。从这本书的第一章"中医心理防疫治病与健康促进的智慧源泉"中应该得到什么启示？三才整体、辨证论治、形神合一、心主神明和正气存内、避其戾气、恬惔虚无等养生思想与法则，给未来的健康促进带来怎样的思考？

二、面对疫情不断我们应该怎样生活？

我们的正常生活似乎总是被各种疫情不断地干扰着。根据中国中医科学院最新编辑出版的《中国疫病史鉴》，从西汉到清末，中国至少发生过321次大型瘟疫。但是，中国历史上从来没有出现过西班牙大流感、欧洲黑死病、全球鼠疫那样一次瘟疫就造成数千万人死亡的悲剧。

下面，我们看看一般感冒、流感、SARS、新冠肺炎及禽流感的防护。

（一）一般感冒

感冒人人都可能有，受冻了、热了、累了都有可能发生，发生在个体，没有传染性，也没什么特别大的危害。但频繁感冒，可能说明身体有问题了。主要原因有：第一，平时不注意，没有做到"虚邪贼风，避之有时"，过冷或过热、过湿都有可能引起感冒；第二，来自身体方面的，太累了，身体免疫力下降了，容易感冒；第三，特别要提醒大家的是，由于工作太紧张，愿望太强烈，目标太高，劳累太过，强烈或者持久的紧张和焦虑、抑郁情绪状态，容易造成机体免疫力的下降，易患感冒。

预防方法：增强身体素质，靠平时加强锻炼；避免心态失衡，靠平时处处调节；增强社会适应能力；等等。

（二）流感

流感具有很强的季节性，多由于气候变化异常，当冷不冷，或者过冷；当热不热或者过热，出现所谓"反季节"情况，细菌与病毒在特殊的温度、湿度条件下更容易滋生，侵袭人体，造成感冒。流行期间，容易传染他人！危害有大有小，情况不一样，但很少引起人们的巨大恐慌。但临床观察和生活实践都证明，并不是所有人遇到流感传染时都一定会被传染。是否被传染可能取决于以下条件：①身体抵抗力和免疫力是否强大；②心态是否平衡？③流感病毒传染力是否强？

预防方法：增强身体素质，靠平时加强锻炼；避免心态失衡，靠平时处处调节；增强社会适应能力；只是增加了几点：①注意基本卫生；②戴好口罩；③减少人际接触，保持社交距离。

（三）SARS、新冠肺炎、禽流感

这是一类传染性较大或者很大的疾病。虽然如此，但基本预防方法跟流感基本一致。但需要特别对待：即常说的"五早"，即早发现、早报告、早隔离、早诊断、早治疗。早发现，需要强烈的传染病预防意识；早报告，是发现传染后的第一任务；早隔离，目的是防止传染，一是防止传染他人，二是确保自己不被传染。所谓"隔离"，最直接的方式就是"戴好口罩"。所谓少出门、减少聚会、人与人保持适当距离等，都是"戴好口罩"的延伸。只要人人做到"五早"，应对这些烈性传染病也并不困难。

从以上简单分析不难得知，如果中国14亿人能够人人知道，人人做到，就可以避免如SARS、新冠肺炎这样的灾难发生，就可以避免这样的"人民战争"。

大疫之后，我们应该怎样生活？如果每个公民生活中都能做到以下十件小事，疫病可以避免，疫情难以发生。

①拒绝野味；②分餐制；③勤洗手；④勤剪指甲；⑤不随地吐痰；⑥尽量不要太近距离正对着别人咳嗽、打喷嚏、吐痰、说话等，此时应尽量用餐巾纸遮挡；⑦交流时控制声音；⑧多用餐巾纸（建议国家向所有公民免费提供餐巾纸，使其成为全民公益中人人必备的生活用品，形成餐巾纸社会）；⑨平时与不相识的人交流尽量保持一定距离，最好不要正面接触；⑩工作与情感交流不以聚餐为主。

以上这些基本预防与养生知识，只要有基本认知功能，有强烈的传染病防护意识，十件小事人人为之并不困难。如果它们成为每一位公民的座右铭，我国人民的健康素养将会有一个质的改变！

（四）对疫情后几种生活现象的看法

关于新冠病毒过度防护的几点看法：到目前为止，病毒从何而来，如何感染，还有许多问题并不清楚！但是，除了本书的许多观点以外，为了防止过度防护，我这里需要作些说明。

1. 关于戴口罩：即使在疫区，也并不是空气中弥漫着新冠病毒。如果不在疫区或在风险级别不高的疫区，一个人走路、跑步或运动时不必戴口罩；如果周围没有发现被感染者或已知的无症状感染者，长期在一起生活、工作而又没有去过疫区的夫妻、亲人、朋友、同事、熟人，或

者上述人员骑车、开车时，感染的可能性很小，不必过度防护；健康的父母带着孩子，包括推着小车里的幼儿在人员稀少的空地、公园里时，如果没有陌生人在身边与孩子接触，根本不必戴口罩，因为长时间戴口罩并不利于幼儿呼吸与代谢；运动的时候戴口罩，尤其是戴防护严密的N95口罩会导致缺氧，应综合评估感染和缺氧对身体造成损害的危险。

2. 关于乘坐电梯：如果不在疫区，包括低级别疫区，电梯里存在病毒的可能性很小。其实，如果不在疫区，平时电梯内并没有人们想象得那么可怕。所以，用牙签、手纸等各种东西去按电梯按钮并没有任何意义。只有在疫区，因电梯内空间较小，在人员密集的时候，尤其是有被感染的患者在电梯里咳嗽、打喷嚏时，空气中形成飘浮的气溶胶，感染的危险性增加，这个时候戴口罩有意义。当然，平时出门以后回到家中，勤洗手是基本的卫生要求。

3. 关于开门：公共场所的按键、门把手、电话、鼠标等均属于高频率的接触点，如果没有及时清洁与消毒，表面是会存留大量的细菌和病毒的，人们接触这些地方以后，如果没有洗手就揉鼻子和眼睛、拿东西、吃食物等，都有可能感染疾病，包括经呼吸道和消化道传播的许多传染病。与其说强调拿纸巾、牙签按键开门，还不如强调清洁卫生和认真洗手更重要。如果不在疫区，甚至在低级别疫区，上述地方存在新冠病毒的可能性很小，用脚蹬门、踢门的方式开门很不文明。

4. 关于乘坐飞机：乘坐飞机时，一般情况下，只要同乘人员没有疫区来的人，一般没有传染问题。所以，一路上随时给乘机人员使用消毒液并没有太大必要。

三、疫情之后的中国医学发展

（一）大力发展中医药学与中医心理学

国家应当大力发展中医药事业，首先将所有医院和医学院都建成中西医结合的体制，同时西医医院设立或扩大中医科室，西医院校加大中医课程；所有的临床心理学课程中都必须加入中医心理学的系统课程，然后在此基础上确立中医药在中西医结合中的主导地位。由于我国近代历史的种种原因，包括中医药学、中医心理学在内的优秀传统文化遭到边缘化。我国现行的医疗体系西医占据绝对主导地位，中医药并没有发挥更大的作用。中医心理学，虽然目前还是中医药学中严重发展不足的一个小学科（其实应该是一个庞大的学科体系，需要大力发展），但中医心理学却代表着中华传统文化、中医学在精神心理领域的神圣担当的角色。如果说，几千年的中医药学体系中，包含着个体"形神合一"的宝贵心理学思想，而中华传统文化中"修身、齐家、治国、平天下"，恰恰是中医心理学五助宗旨（助己、助家、助人、助民、助世）的思想来源，实际上中医心理学已经构成从个体自身、家庭内部、个体与家庭内外、个体与社会的关系，再到"人类命运共同体"这些不可割裂关系中的"钢筋"与"链条"。中医心理学思想已经在中医药学生命体系中成为构建人类伟大精神家园这一神圣使命的天然承担者之一。

（二）反思中医药学中自身的问题

1. 中药具有肯定的化学与生理作用过程：如已经清楚的青蒿素、黄连素、麻黄素等，当然中药复方作用及其机制，全世界一直都在研究当中；另外，有人说中药也有不良反应，那如果说有不良反应，从理论上也就必然有正面治疗作用；尽管这个作用过程和机制，目前研究起来非常困难，有一些已经清楚，大多数还不清楚，但是不能因此否认中药的药理与生理作用过程。

2. 中医文化的安慰作用：由于中医是中国几千年传统文化的医学结晶，这种文化也必然在治疗过程中起到了安慰作用，而且这两个方面不可分割。从临床角度来说，也没有必要分割，这也是中医学作为传统医学的一个重要思想，即"形神一体"思想的具体体现，未来西医学也必然朝着这个方面发展。同理，针灸治疗，既是一个物理生理过程，但理论上作为以中医学理论为基础的治疗手段，也有一定的心理作用。以上这些基本原理，中医药行业不能回避，也没有必要回避。对于这个方面，我们还要看到以下几点：

（1）如果患者有需求，我们又有手段，不给予处理和解决，肯定是不合理的，必须满足需求，这也是临床医学伦理所决定的。

（2）如果患者相信中医，我们也应该满足患者的心理需求；另外，西药和西医其他方法的临床处理过程，也不能排除"精神抚慰"的过程。

（3）面对各种患者，美国特鲁多医生的墓志铭——那句简洁而富有哲理的语言说得非常清楚："有时是治愈；常常是缓解；总是去安慰。"对于新冠肺炎这样一个至少到目前为止还不是特别清楚的疾病，无论是中医学还是西医学，我们只能尽力尽职，有时候无力回天，也是事实。

（4）毕竟对于一个西药来说，从动物实验到临床研究，完全是按照生物医学模式进行研究的结果，而中药如果要证明自身是生物作用，那也只能按照生物医学研究方法来进行研究，这样才能有更好的说服力。

结语：生命现象是复杂的，疾病的发生、发展、转归和预后是复杂的，其防治过程当然也是复杂的。面对众多疾病中一个个鲜活的生命从身边离去，医生常常束手无策，显得无能为力。

（三）促进中西医结合与心理学本土化

著名中医学专家张伯礼院士在面对记者时这样说："无论是2003年抗击SARS还是这次抗击新冠肺炎，特别是在这场战'疫'中，中医和西医是非常和谐的。特别是在重症患者的抢救过程中，以西医为主，中医为辅，但是有时辅助也起关键作用，已经有很多例子了。医疗队里的中医西医不分你我，谁有办法谁上，能够挽救患者的生命，这才是我们共同的目的。在疫情如此严重的时候，往往是局外人还在争论中西医到底谁强谁弱，谁优谁劣，既无聊又无意义。中医西医各有长处，优势互补，人命大于天，能救命才是最重要的。"

我们通过百度百科对于中西医结合的解释，来看一看中西医结合在我国的地位。中西医结合是将传统的中医中药知识和方法与西医西药的知识和方法结合起来，在提高临床疗效的基础上，阐明机制进而获得新的医学认识的一种途径。中西医结合是中华人民共和国成立后政府长期实行的方针。中西医结合是中、西医学的交叉领域，也是中国医疗卫生事业的一项工作方针。中西医结合发轫于临床实践，以后逐渐演进为有明确发展目标和独特方法论的学术体系。

中西医结合研究大体经历了三个阶段：①20世纪60—70年代的临床与实验研究开创阶段。其特点是临床各学科开展中西医结合防治研究，全面显示出中西医结合的优势。在临床上主要采用辨证分型的方式分析疾病，并开展实验研究，已经出现了一批如针刺麻醉、中西医结合治疗骨折和治疗急腹症等方面的研究成果。②20世纪80年代的临床研究与基础研究深化发展阶段。初步运用动物模型和实验研究观察手段，把证和经络的研究推进到一个更为深入的层次。③20世纪90年代以后中西医结合学科建设发展阶段。1982年国务院学位委员会将"中西医结合"设置为一级学科，招收中西医结合研究生，促进了中西医结合学科建设；1992年，国家标准《学科分类与代码》又将"中西医结合医学"设置为一门新学科，促进了中西医结合研究把学科建设作为主要发展方向和历史任务。

目前的中西医结合方式和途径有以下几个主要方面，"结合疾病的诊治"，即抗击 SARS 和抗击新冠肺炎就是急诊与传染病防治方面典型事件，平时大量的临床疾病治疗过程，都是这种形式；另外还有"结合中西医诊断方法的研究""结合病证动物模型研究""结合中医治法治则的研究""结合中医学基础理论的研究""结合方剂药物的研究"，如青蒿素、黄连素、麻黄素等都属于这一类研究，"结合针灸及经络研究"等方面，都取得了重要进展。

从宏观方面看，中国医学似乎有三个方向，即现代医学、中西医结合医学、传统中医药学，这是法律肯定的，也是临床应用决定的。

其实还有一个重要的方面，即精神医学与心理学方面，中国医学领域内一个重要的专科正在悄然形成，这就是中医心理学。中医心理学即中医药学在精神与心理领域结合研究过程中形成的新型专科与新型学科。因为，中医学中虽然有着丰富的心理学思想与理论，甚至方法和技术，但过去一直与中医药学以"形神一体化"的形式黏合在一起，没有分离出来研究。古代尽管也有"祝由"一科似乎与现今之中医心理学的专科任务相似，但毕竟没有成为近代受大众欢迎的专科，甚至还作为"迷信"对待了。

正如本书第一章所云，中医心理学是以中国传统文化为背景，以中医理论为指导，充分汲取现代临床心理学与精神病学的知识与研究方法，研究人类的心理现象与规律，并用以指导临床实践的一门学科。中医心理学既是一个交叉学科，也是一个边缘学科；既包含着用中医学的理论思维去研究心理现象和规律，也包含着用现代心理学分析思维研究中医学的理论、方法和技术或者在这个基础上创新一些新的理论、方法与技术来研究心理现象和规律。中医学是中国传统文化的临床结晶，中医心理学就是中国传统文化的临床心理学结晶。中医心理学必须在汲取中国传统文化思想精华的基础上，遵循中医理论体系，具有中医特色，从而构建具有中国本土特色的临床心理学体系。不难看出，中医心理学实际上也是一个全新的中西医结合产物，是中西医结合的重要组成部分。正因如此，中医心理学在近十几年的发展过程中，形成了一系列全新的理论、方法与技术。中医心理学在抗击 SARS、2008 年抗震救灾以及这次抗击新冠肺炎疫情中都发挥了重要作用。

中医心理学根植于中国传统文化与中医学的肥沃土壤，理论独树一帜，方法技术独特，在未来精神与临床心理领域中西医结合研究过程中必将以其独特魅力展示在中华大地，展示给世界。

《黄帝内经》中曾描述了"上古天真""阴阳应象""四气调神"等理论，中华民族和中华传统文化思想光芒的经文智慧终将永远闪耀，帮助我们思考如何实现最伟大、最神圣的"健康促进"事业。在当前疫情之下和未来健康促进之中，如何汲取中国传统文化、中医学和中医心理学思想智慧，从个体"正心、诚意、致知、格物"开始，以实现"修身、齐家、治国、平天下"的社会健康促进战略任务的问题，再一次被提到世人面前。

（汪卫东）

附件：广安心理援助热线

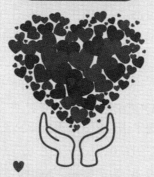

<h1 style="text-align:center">参考文献</h1>

[1] 郑洪新.中医基础理论新世纪第四版[M].北京:中国中医药出版社,2016.

[2] 周乐年.对"正气"概念的再诠释[J].陕西中医,1983(01):40-42.

[3] 刘树新.论"正气存内,邪不可干"及其在临床上的意义[J].中医函授通讯,1994(06):24-25.

[4] Wou,等.五音疗法[EB/OL].https://baike.baidu.com/item/五音疗法/9909370?fr=aladdin,2018-08-13.

[5] 光明,等.五色养五脏[EB/OL].https://baike.baidu.com/item/五色养五脏/8350885?fr=aladdin,2018-11-26.

[6] 佚名.中医名词术语"病""症""证"的含义及用法[J].世界中西医结合杂志,2019,14(08):1110.

[7] 蒋里,曹庆,张耀夫,等."病证"概念同"病""证""症"的区别及其重要性[J].环球中医药,2018,11(09):1406-1408.

[8] 王蕊,李庭凯.病治异同的意义及应用[J].内蒙古中医药,2014,33(17):161.

[9] 温敬波,冷大南.浅谈中医人格学说与辨证施治[J].中国现代药物应用,2010,4(06):214-215.

[10] 施毅.中医体质——人格辨证探新[J].中医药学报,1983(06):11-15.

[11] 雎密太.普通大众在疫情暴发期间常见的心理问题和应对方法[N].包头日报,2020-02-26(008).

[12] 郭艳.打好疫情防控"心理战"[N].山西日报,2020-02-24(011).

[13] 周小东.抗击新型冠状病毒肺炎疫情心理防线要点[J/OL].解

放军医药杂志:1－2[2020－02－28].http://kns.cnki.net/kcms/detail/13.1406.r.20200217.1736.002.html.

[14]杨军,徐晓莉,张洪江,等.突发公共卫生事件中心理咨询热线的应用分析[J].中国健康教育,2004(11):70－72.

[15]周冰.疗身先治心——中医心理咨询的理论与实践[J].中国水电医学,2007,3:169.

[16]符国帅.新型冠状病毒肺炎疫情下高校心理危机干预机制的构建[J].心理月刊,2020(04):26,20.

[17]程家国.2019新型冠状病毒肺炎患者及家属的心理特点及疏导[J].健康研究.2020,40(1):19－21.

[18]中国健康教育中心,新型冠状病毒肺炎健康教育手册[M].北京:人民卫生出版社,2020:2－8.

[19]陆林,王高华.新冠肺炎全民心理健康实例手册[M].北京:北京大学医学出版社,2020.

[20]张伯礼,王琦,谷晓红,等.新型冠状病毒肺炎中医诊疗手册[M].北京:中国中医药出版社,2020.

[21]张慧,柳红良,赵志付.古代情志致病理论在中医心身疾病诊治中的应用[J].中华中医药杂志,2015,30(03):652－654.

[22]刘允正,康继祥.非典型肺炎对社会生活、社会心理的影响及对策[J].华北煤炭医学院学报,2003(06):796－797.

[23]郑莉,郑林.非典时期的科学防治与心身调节[J].天津中医药,2003(03):78－79.

[24]徐旭,张莹,李新,等.各地区中医药预防新型冠状病毒(COVID-19)肺炎方案分析[J/OL].中草药:1－7[2020－02－22].

[25]谈在祥,吴松婷,韩晓平.美国、日本突发公共卫生事件应急处置体系的借鉴及启示——兼论我国新型冠状病毒肺炎疫情应对[J/OL].卫生经济研究:1－6[2020－02－28].

[26]薛艳,张炜,徐贵华,等.湿瘟为病,疏利透达——上海地区新型冠状病毒肺炎中医临床证治探析[J/OL].上海中医药杂志:1－5[2020－02－28].

[27]王浩,刘颖.从"心主神明"浅析形神一体论的形成过程[J].医学与哲学,2019,40(19):20－21.

[28] 宿敏,张专才."避其毒气"是中医学有效预防"非典"的重要学术思想[J].中国中医药信息杂志,2003(12):2.

[29] 狄瑞.近代西方人眼中的中国"家"文化[D].内蒙古大学,2019.

[30] 石青.近代中国国家观念的形成与变化[J].学理论,2019(01):45-47.

[31] 王永炎,张华敏.诠释"恬淡虚无"及其哲学基础[J].中国中医基础医学杂志,2018,24(02):141-142.

[32] 夏婧,李洋,王志红.从《黄帝内经》禁忌看中医养生之道[J].河南中医,2018,38(06):821-824.

[33] 郑皓元.中国人"差序格局"观的关系自我参照效应[D].广州大学,2017.

[34] 胡克森.中国文化的本质特征及其形成[J].邵阳学院学报(社会科学版),2019,18(03):16-25.

[35] 郭建新.中医心理咨询、心理治疗的三个基本概念[J].光明中医,1998(02):53-54.

[36] 黄时华,何幽.从心理咨询职业化看中医心理咨询的发展[J].医学与社会,2008(07):44-45+48.

[37] 雅净,何志芳.中国传统文化融入中医心理咨询与治疗的机制研究[J].世界最新医学信息文摘,2018,18(82):32-33.

[38] 李辛婷.从中医角度探究心理咨询本土化问题[J].社科纵横(新理论版),2012,27(04):146+153.

[39] 牟翔宇,张浩,高明周."人格"的中医学界定[J].中国科技术语,2018.20(02):47-49.

[40] 唐常荣,等,人格形成与发展的中医心理学认识[J].中医杂志,2017,58(06):460-463.

[41] 张海生,汪卫东.中医心理的人格形成发展和完善研究.中医药导报,2015,21(24):6-8+19.

[42] 王文远.古代中国防疫思想与方法及其现代应用研究[D].2011南京中医药大学,114.

[43] 岳岭.东汉末年的疫病及心理调适[J].洛阳师范学院学报,2012,31(7):81-84.

[44] 李鸿.中医论治抑郁症[J].中国中医药现代远程教育,2019,17

(21):38 – 39.

[45] 任玲. 焦虑症的针灸临床治疗[J]. 中国实用医药,2014,9(33):230 – 231.

[46] 刘军,等. 针灸治疗广泛性焦虑症临证思路探讨[J]. 中国中医药信息杂志,2016.23(11):107 – 108,109.

[47] 王永泉. 略谈推拿之形神兼治[J]. 按摩与导引,1993(03):10 – 11.

[48] 曹星星,等. 浅述刮痧的内涵与理论基础[J]. 浙江中医药大学学报,2019,43(06):559 – 561.

[49] 李杰,李靖,梁腾霄,等. 基于中医瘟疫理论浅析新型冠状病毒肺炎病证特点及防治[J]. 世界中医药,2020,15(2):172 – 175.

[50] 魏华民,李杨帆,俞静,等. 从中医学角度浅析新型冠状病毒肺炎愈后遗症防控[J]. 世界中医药,2020,15(2):166 – 171.

[51] 尹相乾,姚博,马文辉. 基于三部六病理论体系为基层医疗机构提供防治新型冠状病毒肺炎的思路[J]. 世界中医药.2020,15(2):177 – 180.

[52] 马弘. 应对新型冠状病毒肺炎疫情社区服务心理支持技巧50问[M]. 北京:北京大学医学出版社,2020.

[53] 中国心理卫生协会. 新型冠状病毒感染的肺炎公众心理自助与疏导指南[M]. 北京:人民卫生出版社,2020.

[54] 国家卫生计生委、中宣部、民政部等部宣. 22个部门联合印发《关于加强心理健康服务的指导意见》[J]. 中国社会工作,2017(04):4.

[55] 本刊编辑部.《全国社会心理服务体系建设试点工作方案》解读[J]. 中国社会工作,2019(01):6.

[56] 王福祥. SARS 的流行病学与临床研究[J]. 国外医学. 流行病学传染病学分册,2003(03):140 – 143.

[57] 易波,曹明华. SARS 流行病学及预防控制研究进展[J]. 海峡预防医学杂志,2008(01):30 – 32.

[58] 林锦彦. 新型甲型 H1N1 流感分子流行特征、超额死亡及免疫预防策略研究[D]. 南方医科大学,2014.

[59] 汪卫东,郭蓉娟. 中医心理危机干预与灾后常见心理疾病防治手册[M]. 北京:中国中医药出版社,2008.